CONTRIBUTION A L'ÉTUDE

DES

ÉCOULEMENTS URÉTHRAUX

PAR

Le Dr F. P. GUIARD

Ancien Interne des Hôpitaux

Travaux lus à la *Société médicale du IXe arrondissement*

(1893)

CLERMONT (OISE)

IMPRIMERIE DAIX FRÈRES

3, PLACE SAINT-ANDRÉ, 3

1893

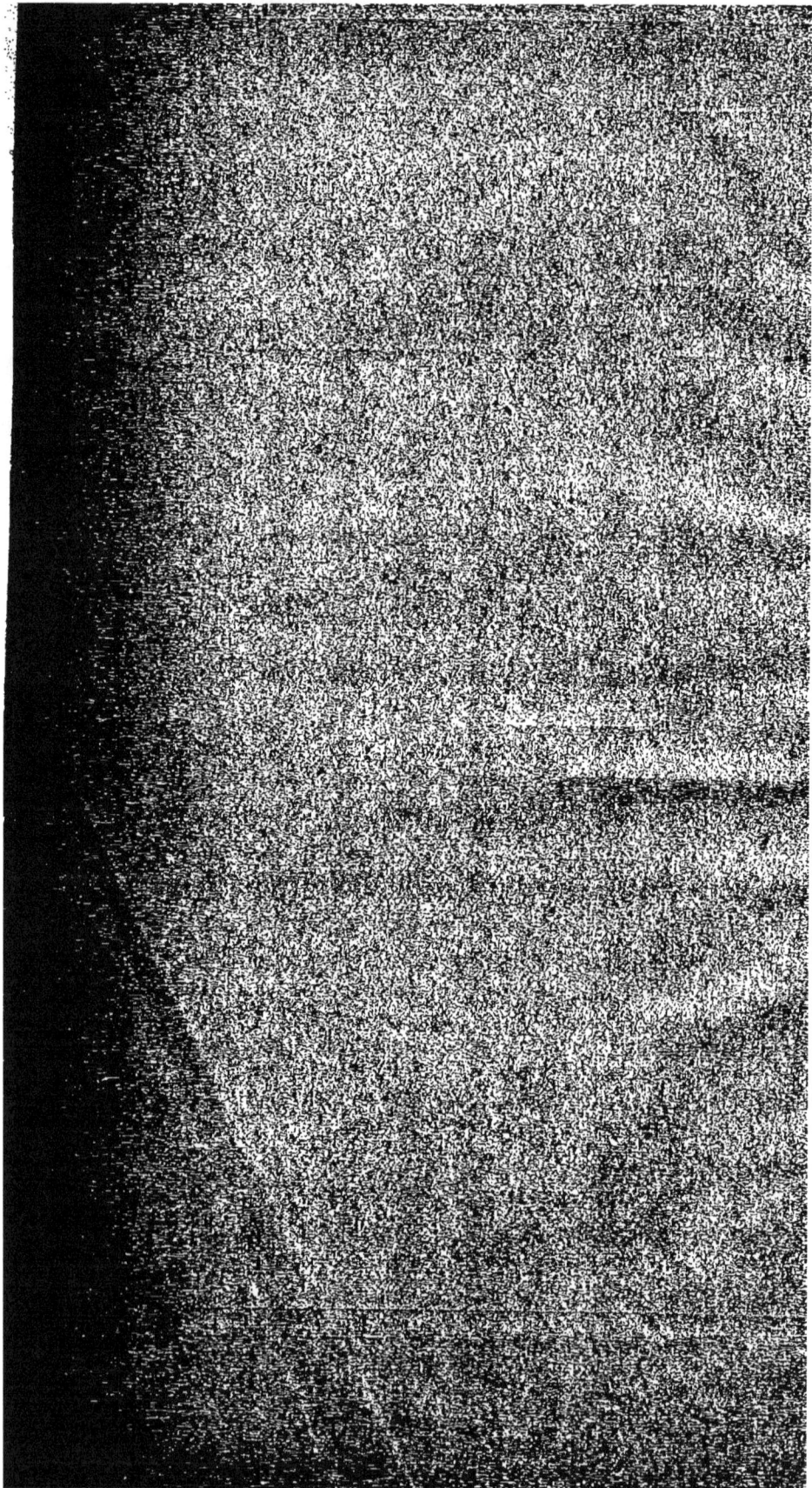

CONTRIBUTION A L'ÉTUDE

DES

ÉCOULEMENTS URÉTHRAUX

PAR

Le Dʳ F. P. GUIARD

I

Y A-T-IL DES URÉTHRITES GOUTTEUSES

Les médecins d'autrefois admettaient volontiers l'existence des uréthrites diathésiques, en particulier des uréthrites rhumatismales et goutteuses. C'est ainsi que Home, Hunter, Murray, François, Gaultier de Claubry, Deplaigne, Prout, Scudamore, Schœnlein, Barthez, Requin faisaient une large part, dans la production de l'uréthrite, à la diathèse goutteuse. Le grand Rayer lui-même ne craignait pas d'écrire que « l'urèthre des goutteux était très suscep- « tible de s'enflammer au contact fréquemment répété d'une urine « foncée très acide donnant un sédiment rouge brique ou teinté en « rose, composé en grande partie d'urates ou de cristaux d'a- « cide urique » (1). Plus près de nous, Paget (2) a, sans réserve, accepté des opinions équivalentes : « L'inflammation aiguë de la « muqueuse uréthrale, dit-il, accompagnée des signes ordinaires « de la blennorrhagie, écoulement purulent, brûlement, mictions « fréquentes et érections douloureuses, peut être déterminée par « la goutte. J'en ai vu des cas authentiques qui s'étaient produits « sans qu'il y ait eu infection et qui eux-mêmes n'étaient pas in- « fectieux. » — On a même été plus loin et on a prétendu qu'un écoulement uréthral pouvait précéder l'attaque de goutte. C'est ainsi que Thilénius (3) rapporte l'observation d'un homme qui

---

(1) Rayer P. — Traité des maladies des reins et des altérations de la sécrétion urinaire. T-I. Paris — 1839-41.

(2) Paget. *British méd. Journ.*, 1875, T-I, p. 701.

(3) Kæmpf. Abhandlung von einer neuen Methode der hartnaec- kigsten Krankheiten, etc., 2ᵉ édit., p. 540. — Lécorché: Traité théorique et pratique de la goutte, 1884, p. 285.

avait tous les deux ou trois ans une attaque de goutte très complète ; cette attaque commençait toujours par un flux de l'urèthre semblable à une chaude-pisse. M. Souligoux (1), de Vichy, raconte également l'histoire d'un épicier qui peut être rapprochée de la précédente. « Cet homme, plein de vigueur et de santé, aimant la « bonne chère, vertueux néanmoins, fut pris, un beau jour, d'un « écoulement blennorrhagique assez douloureux qui lui attira des « reproches aussi violents qu'injustes de la part de sa jeune épouse « indignée. Le confrère qui fut appelé auprès de l'intéressant ma- « lade ne put obtenir le moindre aveu capable d'expliquer la pro- « venance suspecte de l'écoulement ; le lendemain la goutte faisait « sa première apparition ». Je rapporte ces faits tels qu'ils nous sont exposés par les médecins auxquels nous en sommes redevables. Mais vous vous êtes déjà demandé, avec moi, si ces prétendues attaques de goutte succédant à des écoulements uréthraux n'étaient pas purement et simplement du rhumatisme blennorrhagique.

Dans tous les cas, il semble qu'à notre époque on soit beaucoup moins disposé à accepter les opinions qui avaient si facilement cours autrefois. C'est à peine si Jaccoud et Labadie-Lagrave, dans leur article « Goutte » du Dictionnaire de médecine et de chirurgie pratiques (1872), font une allusion très discrète à la possibilité de l'uréthrite goutteuse. M. Rendu, dans le même article du Dictionnaire encyclopédique (1884), n'en fait pas la moindre mention. Quant à notre distingué secrétaire général, M. le Dr R. Jamin, qui a écrit l'article « Uréthrite » du Dictionnaire de Jaccoud (1885), il se borne à résumer les opinions des auteurs sans dissimuler toutefois qu'il est peu disposé à croire aux uréthrites goutteuses. Il en est à peu près de même de M. Lécorché dont vous connaissez le récent et important ouvrage sur la goutte. Il déclare (2) avoir vu deux fois un écoulement uréthral survenu pendant le cours d'une attaque de goutte, sans que les malades eussent eu l'occasion de s'exposer à contracter une blennorrhagie. Mais il croit fort possible qu'il existât antérieurement à l'attaque de goutte, même à l'insu des intéressés, un reliquat de quelque inflammation de l'urèthre. La goutte n'aurait agi, dans ce cas, que comme cause adjuvante pour réveiller d'une façon aiguë cette uréthrite restée à l'état chronique. Accompagnés de réserves semblables, les faits de M. Lécorché me paraissent plus propres à augmenter le scepticisme actuel qu'à le diminuer.

En revanche, les malades nous parlent à chaque instant de l'influence du rhumatisme ou de la goutte sur la production de l'écoulement pour lequel ils nous consultent. Le nombre de ceux qui, même en dehors du mariage, s'obstinent à ne pas vouloir que

(1) Souligoux : Etude sur la goutte, 1882, p. 3.
(2) Lécorché. Loc. cit., p. 285.

leur écoulement provienne d'une contamination est vraiment extraordinaire. Ils acceptent volontiers les hypothèses les plus invraisemblables plutôt que de s'arrêter à cette idée que la femme avec laquelle ils ont des rapports n'est pas absolument saine. Aussi ne manquent-ils pas d'invoquer l'influence de la goutte lorsque par hasard ils sont tributaires de cette diathèse. Le plus souvent, cela nous fait sourire. Mais en définitive n'est-il pas possible qu'ils aient quelquefois raison ? Puisque nos maîtres d'autrefois reconnaissaient l'existence des uréthrites goutteuses, il faut bien croire qu'ils s'appuyaient sur l'observation clinique. Malheureusement la manière d'envisager un même fait varie suivant les époques. Il est certain qu'au temps où régnaient les doctrines humorales et où l'on parlait à chaque instant de métastases, on devait être beaucoup plus disposé qu' aujourd'hui à mettre sur le compte de la goutte toute manifestation survenant en même temps qu'un accès ou lui succédant de près. Or, c'est en s'appuyant exclusivement sur de semblables coïncidences que les anciens auteurs avaient accepté « le transport de l'humeur goutteuse sur l'urèthre ». Vous trouverez ce motif d'autant moins suffisant qu'on était à une époque où le rhumatisme blennorrhagique était complètement inconnu et où on pouvait de très bonne foi prendre des arthrites blennorrhagiques pour des manifestations de la goutte.

Sans remonter si loin, qui de nous ne connaît la fameuse recette de Ricord pour attraper la chaude-pisse ? C'était une façon plaisante de dire que la femme donne très souvent la blennorrhagie sans l'avoir. Son élève, devenu depuis le professeur Fournier, partageait entièrement les opinions de Ricord, comme on en peut juger par son article « Blennorrhagie » du dictionnaire de Jaccoud écrit en 1865. Il est bien certain que si l'on accepte ces idées étiologiques, et je crois que M. Fournier y reste invariablement fidèle, si on admet que la blennorrhagie ne procède pas inévitablement d'une contagion, c'est-à-dire d'une transmission microbienne et qu'elle peut se développer pour ainsi dire spontanément, il n'y a plus aucune raison de considérer comme invraisemblable l'hypothèse des uréthrites goutteuses.

Mais aujourd'hui, nous sommes, pour la plupart, devenus plus difficiles. Nous croyons fermement au rôle pathogénique des microbes dans un grand nombre de maladies et surtout dans celles qui se transmettent, comme la blennorrhagie, par contagion directe. Eclairés par ces doctrines modernes, nous n'interpréterions probablement plus de la même façon qu'autrefois certains faits cliniques. C'est pour ce motif que je n'ai pas cru devoir discuter minutieusement les observations sur lesquelles se sont appuyés les anciens auteurs pour établir l'existence des uréthrites goutteuses. Mais il m'a paru intéressant de vous soumettre l'histoire d'un malade qui, à une autre époque, aurait pu être considéré comme un type des plus caractéristiques de cette affection et qui n'est pourtant, à mon avis, qu'un simple cas d'uréthrite blennorrhagique.

Un homme de 36 ans, célibataire, me fut adressé, le 2 mai 1889, pour une uréthrite, par mon excellent maître, M. le Dr Bucquoy. Ce malade avait eu des rapports sexuels, pour la dernière fois, dans les premiers jours de février. Le 15 février, il avait été pris d'une attaque de goutte portant sur plusieurs articulations et notamment sur le pied gauche ; il avait dû s'aliter 12 jours. Ensuite, il était allé dans une de ses propriétés, en pleine campagne, pour y faire sa convalescence. Pendant tout ce temps, il n'avait eu aucune occasion de voir des femmes ni de subir aucune excitation génitale. Le 2 avril, c'est-à-dire exactement et jour pour jour 8 semaines après le dernier coït, il avait vu apparaître un écoulement de moyenne intensité qui offrait tous les caractères d'une légère blennorrhagie.

De quelle nature était l'uréthrite de ce malade ? Etait-il possible d'incriminer le précédent coït à 2 mois d'intervalle et d'y voir tout simplement une inflammation blennorrhagique ? Ou bien était-ce le cas d'invoquer la diathèse goutteuse ? Pendant les 2 mois qui s'étaient écoulés entre le dernier coït et l'apparition de l'écoulement, le malade avait eu une attaque de goutte bien franche et quoiqu'il en fût à peu près guéri on peut dire qu'il était encore sous l'influence immédiate de la diathèse quand l'écoulement s'était montré. D'ailleurs, le malade appartenait à une famille dans laquelle la goutte était héréditaire. Il avait eu lui-même à 17 ans un premier accès au pied gauche et au genou et ensuite il en avait eu d'autres légers, mais, très nets au point de vue du diagnostic. Pendant plusieurs années, il avait eu l'asthme des foins et n'en avait été débarrassé qu'à la suite d'une fièvre typhoïde. Enfin, il présentait des manifestations arthritiques multiples, en particulier des déformations spéciales de plusieurs petites jointures sur lesquelles on constatait l'existence de concrétions tophacées. Dans ces conditions, ne paraissait-il pas plus naturel de rapporter l'écoulement à la goutte qu'à une contamination blennorrhagique datant de deux mois ?

Il est bon de dire que ce malade n'avait jamais eu auparavant la moindre affection vénérienne et, en particulier, aucun écoulement. C'était un homme du monde habitué à prendre de sa personne les soins les plus méticuleux et incapable, par conséquent, d'avoir eu quoi que ce soit, surtout du côté de l'appareil génital, sans s'en apercevoir.

J'ajouterai encore que j'ai tout lieu de croire qu'il m'a toujours dit l'exacte vérité. Les confidences variées qu'il a été amené à me faire ne me permettent pas de supposer qu'il ait eu un intérêt quelconque à m'induire en erreur en niant de la façon la plus formelle tout rapport sexuel entre les premiers jours de février et le 2 avril, date d'apparition de l'écoulement. Il est bien évident que tout l'intérêt de cette observation réside exclusivement dans ce fait. S'il y avait eu un seul coït pendant les 15 jours ou 3 semaines qui ont précédé l'apparition de la blennorrhagie, ma communication n'aurait plus aucune raison d'être. Mais, je le répète, j'ai toutes sortes de motifs de croire à l'absolue sincérité de mon malade.

J'ai aussitôt pensé que les résultats de l'examen bactériologique de l'écoulement seraient d'un secours précieux pour élucider la question. J'ai donc prié M. le Dr Brault, médecin de l'hôpital Tenon et chef des travaux anatomo-pathologiques à la Faculté, de vouloir bien procéder à cet examen. Il a constaté la présence de gonocoques en nombre considérable, dans le liquide, dans les cellules épithéliales et dans les globules de pus.

On se trouve ainsi placé dans l'alternative également embarrassante ou d'admettre que l'écoulement de ce malade était d'origine goutteuse, et alors il faudrait mettre en doute le rôle pathogène des gonocoques, ou de considérer l'écoulement comme blennorrhagique, et, dans ce cas, accepter une incubation de deux mois.

Je sais bien qu'on s'est mis depuis quelques années à élever des doutes sur la spécificité du gonocoque. Je signalerai, par exemple, le cas très intéressant rapporté par le professeur Straus (1) dans lequel la présence du gonococcus de Neisser a été constatée dans un écoulement uréthral survenu chez un garçon de 15 ans adonné à la masturbation, mais n'ayant jamais eu de rapport sexuel. L'année suivante, MM. Vibert et Bordas, ayant à examiner six petites filles atteintes de vulvo-vaginite, ainsi que les hommes accusés de les avoir violées, constatèrent, d'une part que les hommes n'avaient aucun écoulement, d'autre part que le pus recueilli dans le vagin des petites filles contenait des gonocoques. Ils arrivèrent à cette conclusion qu'en médecine légale, l'expert n'est, dans aucun cas, autorisé à affirmer la nature blennorrhagique d'une vulvite en se basant sur l'examen bactériologique même le plus complet. Auparavant déjà les recherches d'Éraud, de Lyon, l'avaient également conduit à ne plus considérer la présence du gonocoque dans un produit de sécrétion comme le critérium bactériologique de la blennorrhagie. Bien plus, mais ce dernier point me paraît avoir besoin de confirmation, certains auteurs seraient parvenus à déceler la présence de ce micro-organisme dans le mucus vaginal de femmes saines, dans l'urèthre d'hommes indemnes de blennorrhagie.

Je ne puis, pour ma part, souscrire aux affirmations qui précèdent. Sans doute, j'admets que les gonocoques peuvent être constatés dans les sécrétions des petites filles atteintes de vulvo-vaginite ou dans certains écoulements uréthraux, alors qu'il n'y a eu ni contamination par le coït, ni même aucune tentative de coït. Mais cela ne veut pas dire que le gonocoque n'ait pas été apporté par une éponge, par un linge malpropre, par le doigt ou de toute autre manière et ne soit pas l'agent nécessaire des écoulements

(1) *Archives de médecine expérimentale et d'Anatomie pathologique*, mars 1889.

où on le constate. Depuis les expériences de Bumm (1), il n'est vraiment plus possible de nier le caractère pathognomonique du gonocoque. On sait que cette expérience a consisté à inoculer l'urèthre d'une femme avec une culture pure de gonocoques de 20° génération et qu'il en est résulté une uréthrite virulente des plus caractéristiques. Antérieurement, Bockhart (2) avait déjà fait des inoculations positives. Mais ses résultats avaient été fortement contestés par Lœffler et d'autres auteurs. L'expérience de Bumm doit être considérée comme absolument concluante. Un récent mémoire de Wertheim (3), très remarquable par la variété et la précision des recherches expérimentales, a conduit à des résultats absolument identiques. Aussi, pour l'immense majorité des hommes compétents, les gonocoques sont-ils les micro-organismes pathogènes de la blennorrhagie à tel point qu'on peut hardiment considérer comme d'origine blennorrhagique (je ne dis pas d'origine vénérienne) toute sécrétion dans laquelle on en constate la présence. C'est ce qui ressort en particulier d'une récente discussion sur les principes du traitement de la blennorrhagie, qui a eu lieu à Vienne, au 2° Congrès international de dermatologie et de syphiligraphie (séance du 8 septembre 1892). Neisser, qui avait provoqué cette discussion, Ehrmann, Lang, Finger, Janowsky, Alfred Straub, qui, entre autres, lui ont répondu se sont incidemment montrés partisans résolus de cette doctrine.

Je me range complètement à leur avis et je me base sur l'existence des gonocoques dans l'écoulement de mon malade pour affirmer que son uréthrite était blennorrhagique et non goutteuse.

Si encore il avait eu auparavant d'autres écoulements, on pourrait se demander, à l'exemple de M. Lécorché, si le réveil de gonocoques anciens, devenus latents, n'a pas eu lieu sous l'influence de l'accès de goutte. Mais ce malade, je le répète, n'avait jamais eu aucune espèce d'écoulement.

Aussi est-on conduit à admettre que ce cas singulier d'uréthrite blennorrhagique s'était développé après une incubation de deux mois, ce qui est en opposition flagrante avec la règle. La durée moyenne, tout le monde le sait, est de cinq jours. Mais il n'est pas rare d'observer des cas où la maladie ne se déclare qu'au bout de dix à douze jours. Un de mes amis a constaté sur lui-même une incubation de vingt et un jours, sans aucun coït dans l'intervalle. Déjà cette durée commence à être tout à fait exceptionnelle. Mais le cas que je rapporte semble de nature à montrer qu'elle peut être encore plus longue et s'élever jusqu'à huit semaines. Si invrai-

(1) Voy. in *Annales des maladies des organes génito-urinaires*, 1885, p. 238. — Le microbe de la blennorrhagie par de Pezzer.

(2) Fürbringer. Traité des maladies des organes génito-urinaires. Tome II. Traduit par le Dr Hartmann, chirurgien des hôpitaux, 1892, p. 887.

(3) *Cent. für Gyn.*, 21 mai 1892. De la péritonite blennorrhagique.

semblable que ce fait puisse paraître, il faut croire qu'il n'est pas unique car le professeur Fournier (1) signale, de son côté, des incubations qui n'auraient pas duré moins de plusieurs semaines, voire même deux mois et au delà.

Quoiqu'il en soit, et même si vous conserviez des doutes sur la sincérité de mon malade et sur la véritable durée de cette incubation, il est, je pense, un point sur lequel nous resterons du même avis, c'est que si jamais il s'est présenté un cas où le diagnostic d'uréthrite goutteuse semblait pouvoir être porté, c'est bien celui dont je viens de vous entretenir et que cependant la présence des gonocoques dans l'écoulement nous autorise à affirmer son origine blennorrhagique.

M. JAMIN. — D'après le titre de l'intéressante communication de M. Guiard, *Y a-t-il des uréthrites goutteuses ?* je m'attendais à ce que notre collègue répondît à la question qu'il posait, en nous apportant des faits prouvant l'existence ou la non-existence de ces manifestations uréthrales de la goutte. Mais, il ne nous a relaté qu'un cas d'uréthrite blennorrhagique survenant chez un goutteux, cas fort curieux d'ailleurs, en raison de l'incubation exceptionnellement prolongée de la maladie. Comme beaucoup d'entre nous, j'en suis sûr, j'ai observé un certain nombre de blennorrhagies, dont la première goutte n'apparaissait que 10, 15, 20 jours et même davantage après le coït infectant, et il m'a toujours semblé que ces uréthrites *retardées* étaient moins aiguës, moins inflammatoires, moins virulentes en un mot que celles qui débutent classiquement 4 à 5 jours après le rapport suspect. Faudrait-il voir là une sorte d'atténuation de virus, dont la bactériologie uréthrale, telle que nous la pratiquons aujourd'hui, pourrait peut-être nous fournir l'explication. Par contre, j'ai cru remarquer aussi que les uréthrites gonococciennes, éclatant le 2e ou le 3e jour qui suit la contagion étaient plus méchantes que d'autres. Mais ce sont là des faits qui réclament de plus nombreuses observations et que la microbiologie nous aidera sans doute un jour à interpréter.

En ce qui concerne les uréthrites goutteuses ou rhumatismales, j'ai eu l'occasion, il y a une douzaine d'années, au temps de mon internat, d'observer un cas qu'il me semble intéressant de vous rapporter. Malheureusement, à cette époque, la recherche du gonocoque, alors à peine connu, n'était pas entrée dans la pratique courante comme à l'heure actuelle et il me serait impossible, en l'absence d'examen micrographique probant, d'intituler cette observation : *Réveil d'uréthrite blennorrhagique chez un rhumatisant* ou *Uréthrite rhumatismale chez un ancien blennorrhagien.* Quoi qu'il en soit, voici le fait : Un de mes amis, qui avait eu douze ou quinze mois auparavant une blennorrhagie, blennorrhagie dont il n'avait conservé d'ailleurs ni suintement, ni goutte militaire, est pris de rhumatisme poly-articulaire aigu, qui l'immobilise dans son lit pendant 4 ou 5 semaines. Au bout de ce temps, et alors que le rhumatisme était en voie de décroissance, ce malade est pris, sans cause occasionnelle connue, d'envies d'uriner fréquentes, de mictions cuisantes et même douloureuses en finissant.

(1) Dictionnaire de Jaccoud, t. V, p. 158.

Deux ou trois jours après le début de cette bizarre cystite, qu'on aurait
bien pu appeler rhumatismale, apparaît un écoulement uréthral jaune-
verdâtre, épais et abondant, qui se comporta d'ailleurs comme celui
d'une vulgaire blennorrhagie. Et le dernier coït remontait alors à 6
ou 7 semaines au moins. Cette marche rétrograde de l'inflammation,
débutant par le col vésical et l'urèthre postérieur avant d'envahir
l'urèthre antérieur, laisserait supposer que, chez ce malade, il était
resté dans l'arrière-canal un foyer latent de sa blennorrhagie de l'année précédente, foyer qui se serait rallumé sous l'influence du rhumatisme. Ce fait rentrerait alors dans la catégorie de ceux qu'a signalés
M. Lécorché, comme l'a tout à l'heure rappelé M. Guiard.

M. Le Gendre. — En général, les goutteux ont une tendance à avoir
des sécrétions abondantes par les muqueuses ; ils ont, par exemple,
des bronchites fréquentes. Or, sans admettre ici qu'il s'agisse d'une
maladie nettement infectieuse, les microorganismes jouent très probablement un certain rôle. La question, dès lors, est de savoir s'il
n'existe pas chez les goutteux en dehors des urétrites blennorrhagiques, de véritables urétrites goutteuses. J'ai observé dans une
famille de goutteux, un jeune garçon de 14 à 15 ans, chez lequel il
survint spontanément une urétrite, qui dura une douzaine de jours et
qui guérit presque toute seule. Quant aux causes qu'on pourrait soupçonner, en pareil cas, je n'y crois guère ; car la famille que je connais
tout particulièrement, surveillait de très près son enfant. Il n'y avait
certainement pas eu de coït et très probablement pas de masturbation. La recherche des gonocoques n'a pas été faite, mais les circonstances dans lesquelles le fait a été observé atténuent beaucoup cette
lacune. Pourquoi ne s'agirait-il pas ici de ce qu'on a appelé le *rhume
de cerveau de l'urèthre*. L'existence de l'orchite goutteuse est bien
prouvée maintenant : on ne voit pas pourquoi il n'y aurait pas aussi
des urétrites goutteuses.

M. Lutaud croit qu'il y a des uréthrites goutteuses ; mais M. Guiard
a signalé dans sa communication un fait qui est très important au
point de vue médico-légal, c'est qu'on trouve des gonocoques dans
beaucoup de vulvites observées chez des petites filles. La contamination a lieu par les linges. Pourquoi la même explication ne serait-elle
pas valable pour les uréthrites goutteuses ?

M. Malécot. — Des recherches bactériologiques sur la pluralité des
uréthrites ont été faites et publiés. Chazeaux, Riel ont rapporté dans
le *Lyon médical* des observations de rhumatisme accompagné d'écoulement purulent de l'urèthre présentant tous les caractères de l'écoulement blennorrhagique, mais survenu en dehors de toute contagion
et ne contenant point de gonocoques. — Legrain, très compétent en
bactériologie, a signalé une uréthrite survenant dans le cours de la
convalescence de la fièvre typhoïde : il n'a pu trouver dans le pus ni le
bacille typhique, ni le gonocoque de la blennorrhagie. Il existe des
uréthrites médicamenteuses, l'uréthrite arsenicale, par exemple. —
D'une manière générale l'uréthrite rhumatismale est moins franche-
ment aiguë, a une durée moindre que l'uréthrite blennorrhagique ;
comme les autres manifestations de la diathèse, elle est susceptible de
disparaître brusquement. — Il est prouvé que les microbes de la
suppuration peuvent se trouver à la surface de la muqueuse saine :
sous l'influence du rhumatisme ou d'une cause irritante, ils trouvent
un terrain favorable à leur pullulation.

M. Feulard accentue l'opinion exprimée par M. Lutaud et fait remarquer qu'il est très fréquent de voir des femmes atteintes de blennorrhagie transmettre l'affection à leurs petites filles qui couchent dans leur lit.

M. Hervé de Lavaur a observé chez un de ses amis une uréthrite simple survenue sans rapports et apparemment sous l'influence du rhumatisme : ce malade antérieurement n'avait jamais eu de blennorrhagie.

M. Guiard. — Mon excellent ami Jamin critique le titre de ma communication : *Y a-t-il des uréthrites goutteuses ?* et me reproche de ne pas avoir apporté des faits prouvant ou infirmant leur existence. Je n'apporte pas, il est vrai, des faits, mais un fait où l'ancienne observation clinique aurait permis de diagnostiquer une uréthrite goutteuse et où l'observation microbiologique fait reconnaître une uréthrite blennorrhagique. De là le doute exprimé par mon titre, auquel d'ailleurs je ne tiens pas autrement.

M. Le Gendre, se basant sur des considérations d'ordre analogique, se demande pourquoi les fluxions goutteuses ne se produiraient pas sur l'urèthre aussi bien que sur les bronches et d'autres organes. Tous les médecins qui admettent les uréthrites goutteuses ont fait le même raisonnement et ont résolu la question par l'affirmative, mais sans examen bactériologique. Aussi ne suis-je pas convaincu. Je crois, je suis certain qu'il existe des uréthrites non blennorrhagiques, non gonococciennes, peut-être même non microbiennes. J'en ai observé, pas sur des goutteux, il est vrai, dans le pus desquelles je n'ai constaté aucun micrococque, mais de nombreuses petites bactéries. Reste à savoir si elles ne peuvent pas aussi se transmettre par contagion. Je le crois, pour ma part, et je pense, de plus, qu'elles ont une évolution très différente des uréthrites à gonocoques.

Pour en revenir à la question qui nous occupe et qui est de savoir si une uréthrite est d'origine goutteuse ou blennorrhagique, je crois qu'il ne faut faire entrer en discussion que les seuls faits où l'examen bactériologique a été pratiqué. Le cas de M. Hervé de Lavaur ne me paraît donc pas concluant. En pratiquant cet examen, j'avoue que toutes les fois que je trouverai des gonocoques dans l'écoulement uréthral d'un goutteux, je le tiendrai pour suspect; et c'est la blennorrhagie et non la goutte que j'incriminerai.

M. Pichevin. — Il ressort des multiples travaux publiés sur le gonocoque que ce micro-organisme est bien l'agent pathogène de la blennorrhagie. Mais il faut avouer qu'il existe des désaccords entre les principaux bactériologistes qui ont étudié tout spécialement cette question. La morphologie du gonocoque est mal connue. Les méthodes de coloration qui servent à déceler la présence de ce parasite sont critiquées. Il est certain que des confusions ont été commises et que des observateurs ont pris pour des gonocoques des micro-organismes bien différents à tous les points de vue. C'est ainsi qu'on avait réussi à cultiver de prétendus gonocoques sur la gélatine. Or, l'on sait que Bumm et Wertheim n'ont pu obtenir des cultures pures que sur le sérum humain. Le travail important de Bumm est resté classique ; avec cet auteur, on admet généralement que le gonocoque est à la surface des muqueuses et n'est pas capable de dépasser la zone conjonctive située sous l'épithélium. D'après Bumm, l'épithélium cylindrique seul peut être traversé par le micro-parasite qui serait arrêté par l'épithélium pavimenteux. Ces faits ne sont pas exacts. L'épithélium pavimenteux laisse passer le gonocoque, comme l'ont démontré Touton et Dinkler. Enfin Wertheim, dans sa remarquable monographie, a prouvé que le microorganisme s'enfonce dans les couches profondes du péritoine et des trompes, ce qui avait été nié jusqu'ici.

La preuve complète de la spécificité du gonocoque, a été faite par Wertheim. Mais je crois qu'en général on diagnostique un peu trop à la légère l'existence du gonocoque dans les sécrétions de l'urèthre. Il ne faut pas oublier que l'agent pathogène semble n'avoir parfois qu'une existence éphémère. Il disparaît et l'on ne trouve plus dans un écoulement nettement blennorrhagique que des staphylocoques et des streptocoques. L'examen bactériologique le mieux fait peut aboutir à la constatation de l'absence de gonocoques, alors qu'il s'agit d'une chaude-pisse ou d'une goutte militaire bien avérée. Il reste à savoir si ces écoulements blennorrhagiques, privés de gonocoques depuis plus ou moins longtemps, ne sont plus contagieux. En effet, l'on connaît mal les variations de formes du gonocoque et les toxines qu'il peut sécréter.

M. MALÉCOT. — Il existe un certain nombre de diplocoques pouvant en imposer pour le gonocoque, de sorte que Eraud, de Lyon, a pensé, pendant un certain temps, que le gonocoque pourrait bien n'être qu'un microbe saprophyte de l'urèthre normal capable de transformisme. Il a isolé un microbe dont la diastase injectée produit l'orchite et l'atrophie du testicule et a présenté ces testicules atrophiés à la Société de dermatologie et de syphiligraphie en 1891. D'un travail récent du docteur d'Arlhac fait dans le laboratoire de M. Hugounencq, de Lyon, et avec l'aide de M. Eraud, il résulte que si la ressemblance microscopique de ce microbe de Eraud avec le gonocoque de la blennorrhagie est en effet très grande, le résultat des cultures est différent. Ce diplocoque se développe sur tous les terrains, tandis que le gonocoque, même sur sérum frais, n'a pu être réensemencé que jusqu'à la sixième génération : il meurt bientôt pour se résoudre en fines granulations. Par la toxalbumine qu'il sécrète, ce microbe de Eraud serait le microbe de l'orchite et sa présence ou son absence expliquerait comment tel malade au repos et bien soigné a une orchite tandis que tel autre y échappe en commettant mille imprudences.

M. NITOT. — On a dit que le blennorrhagien avait peu de gonococques au bout d'un certain temps ; on peut se demander dans ces cas comment il se fait qu'il y ait des contagions.

M. JAMIN. — Il suffit qu'il lui en reste un seul pour transmettre la chaude-pisse tandis que le pus, dont on a fait disparaître les gonococques, tout en restant contagieux, donne des uréthrites microbiennes, mais non blennorrhagiques, et par conséquent moins dangereuses d'une part, et justiciables d'un traitement tout différent d'autre part.

M. GUIARD. — A en croire MM. Pichevin et Malécot, le gonocoque ne serait pas toujours facile à distinguer de certains diplocoques. Je l'admets volontiers ; je crois même que le procédé de Gram, qui est assez bon, est loin d'être infaillible. Mais il ne faudrait pas, pour si peu, embrouiller des questions simples. La vérité, c'est que très généralement le gonocoque est facile, très facile à reconnaître. J'en appelle à tous ceux qui ont quelque habitude du microscope et s'il existe quelques rarissimes causes d'erreur, je demande que cela ne devienne pas un prétexte pour substituer l'exception à la règle.

Or, en pratique, la notion de la présence ou de l'absence du gonocoque dans un écoulement est d'une importance capitale. S'il y en a, les grands lavages au permanganate de potasse sont indiqués. Dès le lendemain, les gonocoques ont considérablement diminué, quelquefois même totalement disparu. Le traitement doit néanmoins être continué 8 à 10 jours. Si, au contraire, il n'existe pas de gonocoques, mais d'autres microbes, c'est au nitrate d'argent ou au sublimé qu'il faut recourir, comme l'a montré M. Janet.

M. Pichevin dit que les gonocoques n'ont qu'une existence éphémère et disparaissent dans les écoulements anciens. Je ne suis pas de son avis. J'en rencontre dans certains écoulements qui datent de 2 ou 3 ans. M. Pichevin ajoute qu'ils sont remplacés par des staphylocoques ou des streptocoques. Cela ne doit pas être la règle, car j'ai rencontré, assez rarement, ces espèces de micrococques. Dans les écoulements que j'examine tous les jours, je vois surtout, le gonocoque mis à part, des bactéries sous forme de très petits bâtonnets. J'en retrouve non seulement dans la goutte ou les filaments du premier jet, mais dans les cellules qu'on ramène par râclage de l'intérieur de l'urèthre et cela même, quand le malade a lavé son canal en urinant et même quand il offre déjà toutes les apparences de la guérison.

M. Malécot prétend qu'on n'a pu pousser la culture du gonocoque au delà de la 6e génération. Il est possible que nos confrères Lyonnais, dont il invoque le témoignage, n'aient pas mieux réussi. Mais il est certain que c'est avec le produit de la 20e génération que Bumm a inoculé l'urèthre d'une femme et a provoqué une uréthrite blennorrhagique des plus nettes. Cette remarquable observation de Bumm est longuement rapportée dans la thèse de d'Arlhac que M. Malécot vient de citer.

En définitive, ma communication a eu surtout pour but de montrer que certaines uréthrites qu'on n'aurait pas hésité autrefois à qualifier de goutteuses ne sont que de vulgaires uréthrites blennorrhagiques et cela, parce que l'écoulement contient des gonocoques. Je ne prétends pas pour cela que les uréthrites goutteuses n'existent pas. Mais on ne devra jamais, à mon avis, donner comme d'origine goutteuse une uréthrite dont on n'aura pas examiné la sécrétion au microscope. Et si l'on y constate des diplocoques, alors même qu'il serait permis de discuter si ce sont, oui ou non, de vrais gonocoques, je conserverai l'arrière-pensée que ce n'est pas vraiment une uréthrite goutteuse.

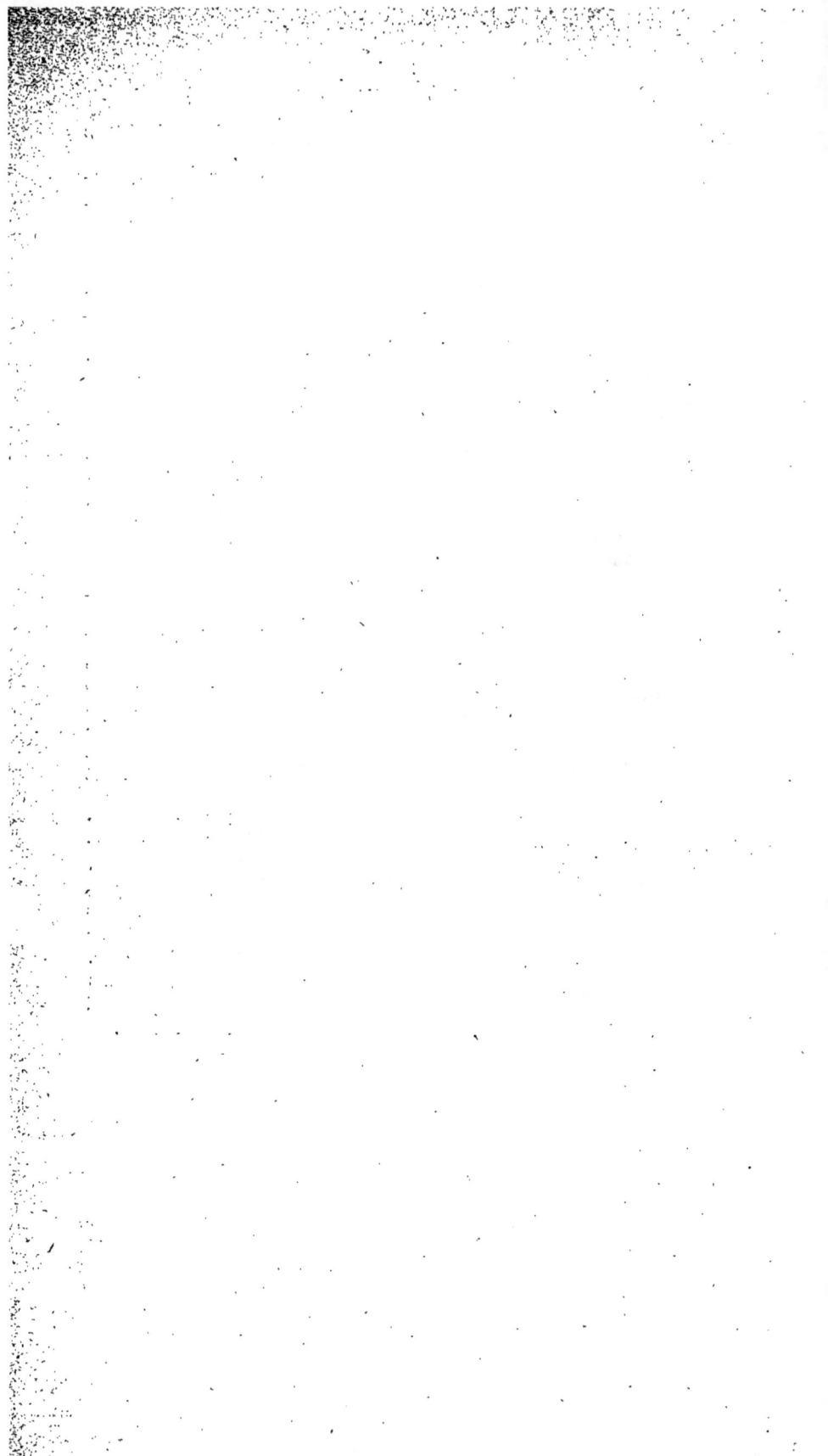

II

DE L'IMPORTANCE DES EXAMENS BACTÉRIOLOGIQUES POUR L'ÉTUDE CLINIQUE DES ÉCOULEMENTS URÉTHRAUX.

La communication que j'ai eu l'honneur de lire devant vous, dans la séance du 9 février dernier, sur la question de savoir s'il y a des uréthrites goutteuses, a soulevé, même en dehors de cette enceinte, des objections diverses. L'une d'elles, et non des moins vives, émane de [notre distingué confrère, le Dr Picard, dont les travaux sur les maladies des voies urinaires sont connus et appréciés de vous tous.

J'avais émis, vous vous en souvenez, l'opinion qu'un écoulement uréthral ne pouvait être déclaré d'origine goutteuse qu'à la condition expresse de ne pas contenir de gonocoques. M'appuyant, d'une part, sur une observation curieuse où ces microbes, avec leurs caractères les plus typiques, avaient été rencontrés dans un écoulement que toutes les données cliniques permettaient de considérer comme d'origine goutteuse, tenant compte, d'autre part, de l'extrême réserve de la plupart des auteurs contemporains qui ont écrit sur la goutte, lorsqu'ils arrivent à discuter la véritable nature des écoulements attribués à cette diathèse, j'allais jusqu'à poser la question : Y a-t-il des uréthrites goutteuses ?

Le Dr Picard y a répondu par l'affirmation la plus catégorique (1). Il rapporte un cas dans lequel un écoulement caractéristique se serait produit au cours d'un accès de goutte, trois mois après le dernier coït et en l'absence de toute autre cause de contamination. Il n'hésite pas à en faire une uréthrite goutteuse. La recherche des microbes n'a pas été faite, il est vrai, mais, dit-il, qu'est-ce que leur présence ou leur absence pourrait bien prouver contre un fait absolument positif? D'après lui, avec ou sans microbes, il y a des faits d'uréthrite et d'orchite goutteuse ou rhumatismale avérés. Il n'a donc cure de ces infiniment petits qu'il accuse de nous induire quelquefois au doute et même à l'erreur parce qu'ils nous détournent de la clinique et il ne veut pas laisser noyer cette dernière dans les teintures d'aniline.

A cette charge contre les examens bactériologiques, je ne m'ar-

(1) *Journal de médecine de Paris*, n° 13, 26 mars 1893, p. 159.

rêterai pas à opposer une réfutation en règle. Peut-être est-il possible d'être bon clinicien en négligeant de parti pris la notion des infiniment petits. La chose pourrait toutefois être contestée. Mais ce que je ne comprends pas, c'est qu'on puisse aujourd'hui sérieusement soutenir que la recherche des microbes nous induit en erreur, nous détourne de la clinique. La clinique n'est-elle pas l'art de recueillir tous les éléments sans exception qui peuvent contribuer de près ou de loin à bien faire connaître l'état d'un malade ? Le bon clinicien doit donc être prêt à utiliser tour à tour chacune des sciences médicales depuis la physique (électrisation par exemple) et la chimie jusqu'aux études microbiennes. Ne tenir aucun cas de ces dernières, n'est-ce pas volontairement se priver de renseignements plus ou moins précieux et parfois fermer les yeux à la lumière ? Que cette science, née d'hier, n'ait pas encore dit son dernier mot dans toutes les questions où on l'invoque, cela n'a rien de surprenant ; qu'il y ait des points obscurs et discutables, c'est tout simple. Mais déduire de là que ces recherches sont inutiles et même nuisibles comme détournant de la clinique, cela me paraît invraisemblable. N'est-il pas du reste singulier de voir que la plus vive opposition aux examens bactériologiques soit due à ceux qui n'en ont jamais fait et qui se flattent systématiquement de n'en pas faire ?

Quoi qu'il en soit, le Dr Picard fait grand bruit d'un fait où il y a eu coïncidence d'un accès de goutte et d'un écoulement uréthral, écoulement survenu plusieurs mois après le dernier coït. Cette coïncidence lui suffit comme preuve irréfutable de l'origine goutteuse de l'écoulement. Mais je me permettrai de lui faire observer que le fait en question n'a rien que de banal. Comme je l'ai rappelé dans mon historique très abrégé de la question, c'est exclusivement sur des coïncidences du même genre que s'appuyaient nombre d'anciens auteurs pour admettre les uréthrites goutteuses ou rhumatismales. L'observation que j'ai moi-même rapportée est un fait du même ordre, puisque l'uréthrite de mon malade était survenue à la suite d'un accès de goutte et deux mois après le dernier coït, mais c'est, à ma connaissance, la première fois que l'examen bactériologique ait été pratiqué, dans ces conditions toutes particulières. Et ce petit détail a bien son importance, puisque le microscope a permis de dire : blennorrhagie, alors que les données ordinaires de la clinique disaient : uréthrite goutteuse. Je ne vais pas pour cela jusqu'à nier l'existence des uréthrites goutteuses, mais je prétends qu'on n'est pas autorisé à porter ce diagnostic sans avoir fait l'examen bactériologique et avoir constaté l'absence des gonocoques.

Peut-être allez-vous m'objecter que j'attache là une bien grosse importance à des subtilités et que le sujet ne valait pas la peine de retenir encore une fois votre attention. Je répondrai que la question soulevée me paraît comporter des applications pratiques du plus haut intérêt. Voici, je suppose, un homme qui se dispose à se marier lorsqu'il est pris d'une attaque de goutte et en même temps d'un écoulement uréthral. L'accès de goutte passé, le malade demande à son médecin s'il peut convoler malgré la persistance d'un léger suintement. Qu'il y ait ou non des microbes, le Dr Picard n'hésite pas à répondre par l'affirmative : Sans aucun doute, dit-il, l'uréthrite est goutteuse et par suite nullement contagieuse, et il autorise le mariage. Mais admettez que le cas de ce malade soit, par le plus grand des hasards, semblable au mien et que le pus contienne des gonocoques, qu'arrivera-t-il ? J'estime, pour ma part, que la reprise des rapports avec une femme saine, jeune mariée ou autre, aura les plus grandes chances d'être suivie de contagion. Le médecin aura donc assumé une lourde responsabilité. Voilà pourquoi, en présence d'une uréthrite que les circonstances cliniques permettraient de considérer comme goutteuse, je pense qu'il y a le plus grand intérêt à réserver ce diagnostic jusqu'à ce que l'examen bactériologique de l'écoulement ait été pratiqué.

Du cas particulier que je viens d'envisager à propos des uréthrites dites goutteuses, je suis conduit à m'élever à la question beaucoup plus générale de la contagiosité des écoulements uréthraux, question qui domine toute leur étude clinique. Un certain nombre de faits que j'ai eu l'occasion de recueillir m'ont donné la preuve que les chirurgiens les plus compétents, les spécialistes les plus distingués commettent parfois les erreurs les plus regrettables en prenant pour unique base de leur jugement les symptômes tirés des caractères macroscopiques de l'écoulement ou des filaments urinaires. On éviterait souvent, sans aucun doute, de cruels mécomptes si on complétait l'examen clinique proprement dit, toujours insuffisant, par les recherches microscopiques.

Parmi ces faits, il en est deux que je vous demande la permission de vous exposer brièvement parce qu'ils comportent, à mon avis, de précieux enseignements pratiques.

Le premier est celui d'un jeune homme que j'ai eu à soigner en mars 1885 pour une uréthrite chronique, presque insignifiante, mais ayant résisté déjà depuis plus d'un an à divers traitements bien dirigés. Des instillations au nitrate d'argent me permirent d'obtenir eu une quinzaine de jours les apparences de la guérison. Il n'y avait plus aucune goutte, même le matin, et le premier jet d'urine ne contenait plus ni grumeaux, ni filaments. En juillet suivant, le malade, qui n'avait pas eu de rapports sexuels depuis plus d'un an, revint me consulter. Il avait vu réapparaître une petite goutte intermittente deux mois après le traitement que je lui avais fait suivre. Nouvelles instillations et nouvelle amélioration. En novembre, mais cette fois après la reprise du coït, retour de la goutte militaire. Une troisième série d'instillations donne encore des résultats rapidement satisfaisants. En janvier 1886, le malade revient encore. Son écoulement a reparu pour la 4e fois. Néanmoins, il me demande s'il peut donner suite à des projets de mariage ne devant se réaliser que six mois plus tard. Je décline cette responsabilité et engage mon client à s'en rapporter à l'opinion de l'un de nos meilleurs maîtres en la matière. La consultation a lieu en ma présence ; elle est l'objet d'un soin tout particulier ; elle aboutit à une conclusion favorable ; le mariage est permis. En juin, je revois le malade toujours dans le même état et toujours inquiet. Le mariage doit avoir lieu en juillet. Mais très scrupuleux, mon client me déclare qu'il est prêt à rompre, en assumant tous les torts, si je crois au moindre danger de contagion. Bien que l'écoulement parût comme d'habitude très insignifiant, je voulus le conduire une seconde fois au maître que nous avions choisi. Il maintint sa première opinion. Le mariage eut donc lieu. Trois mois après, ce malheureux garçon m'amenait sa femme atteinte de vaginite suraiguë. Par la suite, cette vaginite s'est compliquée de métrite, de salpyngite, de pelvi-péritonite. La malade fut condamnée au lit de longs mois, et elle resta ensuite pendant plusieurs années obligée de se soigner. En 1891, elle fit une fausse couche à la suite de laquelle elle succomba.

Voilà, certes, messieurs, un fait des plus tristes et qui prouve combien les seules données cliniques sont impuissantes à résoudre la question de la contagiosité des uréthrites chroniques. Il n'est pas douteux pour moi que le microscope aurait pu nous renseigner plus exactement. Malheureusement, à cette époque, son emploi pour l'étude des écoulements uréthraux n'était pas encore entré dans la pratique courante.

Le second fait que je vous ai annoncé est celui d'un officier qui m'a été adressé le 22 janvier 1892 par le Dr Legendre. Depuis six mois, il était en traitement pour ainsi dire continu pour un écoulement tenace, mais d'allures extrêmement bénignes. De simples injections astringentes séchaient régulièrement le canal pour plusieurs jours. Mais, dès que le malade voulait reprendre sa vie ordinaire, et en particulier l'exercice du cheval, il voyait reparaître une petite goutte le matin. Aussitôt il reprenait l'usage de ses injections. Fiancé depuis plusieurs mois, il avait déjà, par deux reprises, ajourné son mariage qui avait été définitivement fixé au 10 février. Mais encore inquiet, le malade avait voulu avoir l'avis d'un homme absolument compétent et avait été consulter l'un des spécialistes de Paris qui jouissent de la meilleure réputation. Ce dernier fut d'avis que le jeune homme n'avait rien, que son suintement s'expliquait parce que depuis longtemps il ne voyait pas de femmes. Bref, il autorisa le mariage à la date fixée. Le même jour, une heure après, le malade non convaincu venait me trouver, sans souffler mot d'ailleurs de la précédente consultation. Mon examen très méticuleux ne me permit de faire aucune constatation suspecte. Les pressions les plus fortes sur la verge n'amenaient aucune apparence de goutte et dans le premier jet d'urine il n'y avait aucun grumeau, aucun filament. Mais, me basant sur ce que le malade avait aperçu, cinq jours auparavant, le matin, au réveil, une goutte jaunâtre, que depuis il avait repris ses injections, qu'il n'avait d'ailleurs à aucun moment fait un traitement rationnel, je m'opposai formellement au mariage et conseillai, à titre d'épreuve, le traitement antiphlogistique. Ma prescription fut suivie et, dès le surlendemain, il se produisait un écoulement jaune verdâtre, très abondant, avec douleurs vives de la miction et érections nocturnes pénibles. Je vous laisse à penser ce qui fût advenu si le malade avait suivi le conseil du premier consultant et s'était marié à la date projetée. Au bout de trois semaines, je modifiai le traitement et fis prendre des balsamiques à haute dose ; puis je fis 3 ou 4 instillations. En un mois la guérison était complète et définitive. Je ne permis toutefois le mariage qu'après m'être assuré que les écarts de régime, et en particulier la reprise de la bière, des épices et des asperges, restaient sans aucune influence fâcheuse.

J'ai tenu, Messieurs, à vous rapporter ces observations avec quelques détails. Elles me paraissent l'une et l'autre de nature à montrer combien nous devons être prudents lorsqu'il s'agit de donner l'autorisation du mariage aux malades qui ont ou viennent d'avoir la blennorrhagie. Les faits de contamination pendant la lune de miel sont très fréquents, même lorsqu'il s'agit des uréthrites chroniques les plus bénignes en apparence. Tous les auteurs qui se sont occupés de cette maladie ont insisté sur ce point. Je vous rappellerai entre autres des articles fort démonstratifs publiés dans le *Progrès médical* (janvier 1890) et le *Bulletin médical* (mai 1891) par le D\u02b3 Bazy, dans la *Revue de clinique et de thérapeutique* (juillet 1891) par le D\u02b3 Lavaux. Ce qu'il y a de particulièrement intéressant dans ceux que je vous ai signalés, c'est que les malades ont été autorisés à se marier par des spécialistes jouissant d'une réputation méritée. Là où ils se sont trompés, tout médecin serait excusable de se tromper de même. Mais de telles erreurs comportent de si déplorables conséquences que nous devons tout faire pour les éviter. C'est pourquoi nous sommes tenus d'utiliser, dans les cas douteux, toutes les ressources que la science met entre nos mains. Il n'en est pas de plus précieuse que la recherche bactériologique, n'en déplaise à M. le D\u02b3 Picard, et je reproche précisément à MM. Bazy et Lavaux de n'avoir pas suffisamment mis en relief, dans leurs publications, l'importance des services que peut nous rendre à cet égard le microscope.

Voyons donc quelles sont les constatations qu'il nous permet de faire dans les différentes formes cliniques de la blennorrhagie.

Un mot de technique tout d'abord.

En présence d'un cas d'uréthrite chronique, j'ai pour habitude de procéder à la recherche des microbes en faisant les trois préparations suivantes que je crois également utiles pour l'uréthrite aiguë.

D'abord je recueille la goutte. Dans les écoulements récents, rien de plus simple. Après avoir nettoyé et lavé à la liqueur de

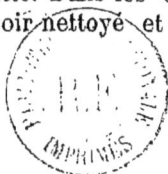

Van Swieten le pourtour du méat, je plonge l'aiguille de platine préalablement stérilisée dans la goutte que je fais sourdre par la pression. Dans les écoulements anciens, surtout quand le malade vient d'uriner, il est souvent nécessaire de pratiquer des pressions méthodiques assez fortes d'arrière en avant, depuis le périnée jusqu'au méat, pour obtenir une gouttelette minime. On l'étale sur une lamelle bien essuyée, en évitant, autant que possible, les manœuvres susceptibles de déchirer les cellules ou les leucocytes. Dans ce but, je me sers d'une aiguille d'acier droite et rigide qui permet d'étendre par une manipulation des plus simples en une couche très mince et en même temps très régulière la goutte déposée sur la lamelle.

Ensuite, je fais uriner le malade en recueillant le premier jet dans un verre et le reste de l'urine dans un second verre. L'un et l'autre peuvent contenir des grumeaux et des filaments. Quand il y en a dans le second, il est extrêmement probable que l'urèthre postérieur est atteint. Pour recueillir ces grumeaux et filaments qui nagent dans le liquide ou en gagnent le fond, je m'efforce de les saisir au moyen soit d'une aiguille en crochet, soit plutôt d'une pince très fine. C'est une pêche souvent laborieuse et difficile. La centrifugation serait certainement un meilleur procédé. Le filament une fois saisi et déposé sur la lamelle ne s'étale pas aussi facilement que la goutte du méat. Aussi est-il généralement nécessaire de l'aplatir au moyen d'une seconde lamelle déposée sur la première. Mais en séparant ces lamelles par glissement, il ar encore, le plus ordinairement, que le filament, grâce à l'élasticité du mucus qu'il contient en forte proportion, ne reste pas dissocié et revient sur lui-même en masse trop épaisse pour un bon examen. Il faut souvent recommencer plusieurs fois et la manipulation ne laisse pas que d'être assez délicate.

On a distingué ces filaments en purulents, muco-purulents et muqueux. Les uns sont lourds et gagnent promptement le fond du verre, d'autres sont plus légers, plus déliés et ne se déposent que très lentement, d'autres enfin restent indéfiniment à la surface du liquide. Plus les filaments sont légers, moins il y a de chances pour qu'ils contiennent encore l'agent de la contagion, le gonocoque. Mais à cet égard il n'y a rien d'absolu. J'en ai recueilli de gros et lourds qui étaient constitués par des globules de pus, des cellules épithéliales et du mucus au milieu desquels je trouvais ou non divers microbes, mais pas de gonocoques ; d'autres, au contraire, qui paraissaient très inoffensifs et nageaient à la surface du liquide, en contenaient. D'ailleurs, les filaments qui méritent le mieux la désignation de muqueux ne sont jamais exclusivement constitués par du mucus. On y trouve toujours non seulement des cellules épithéliales généralement larges et plates, mais aussi des leucocytes.

La troisième préparation est obtenue par le raclage du canal au moyen d'une curette mousse. Le malade vient d'uriner soit pour l'étude des filaments, soit pour tout autre motif. Il n'est plus possible d'obtenir par la pression aucune apparence de goutte et l'on a cependant besoin de savoir ce que contient ce canal en fait de microbes. D'autres fois on vient de recueillir et la goutte et les filaments, mais on n'en désire pas moins utiliser ce complément de renseignements. Je dois dire qu'il est extrêmement précieux ; depuis que j'ai pris l'habitude d'y recourir, il m'a bien souvent permis les constatations les plus intéressantes. Utilisé par Welander, par Lutsgarten et Mannaberg, il est aussi très apprécié et fréquemment employé par notre distingué collègue le Dr Jullien. La manœuvre est des plus simples. Après avoir exprimé le canal autant que possible pour n'y pas laisser le peu d'urine qui y séjourne après la miction, j'y insinue doucement et sans la graisser une étroite et longue curette mousse jusqu'à une profondeur de 10 à 12 centimètres. Puis, je la ramène en exerçant une légère pression sur l'une des parois de l'urèthre, de préférence l'inférieure. Je fais ainsi une troisième préparation dans laquelle j'ai souvent trouvé des microbes, voire même des gonocoques, alors que la goutte n'en contenait plus.

Les lamelles chargées de l'une ou l'autre des préparations précédentes sont passées rapidement 2 ou 3 fois de suite sur la flamme d'un bec Bunsen ou simplement d'une lampe à alcool, puis plongées quelques instants dans la solution de Lœffler, ensuite lavées, séchées et montées. Le tout peut se faire en moins de deux minutes.

Le liquide de Lœffler composé, comme on sait, de :

Solution aqueuse de potasse au 1/10000e.............. 100 vol.
Solution alcoolique concentrée de bleu de méthylène. 30 vol.

liquide qu'on emploie généralement pour la recherche des gonocoques, m'a paru offrir l'inconvénient de ne colorer guère que les noyaux des leucocytes. Le reste du globule ne se voit pas. On n'en distingue pas du tout les contours, ce qui peut être utile cependant quand on veut localiser le siège précis des microbes. On peut corriger ce défaut en ajoutant à la solution de Lœffler une minime quantité de violet de gentiane. Après divers tâtonnements, je me suis arrêté à la solution suivante :

Solution aqueuse de potasse au 1/10000e. 30 cent. cubes.
Solution alcoolique concentrée de bleu de méthylène........................... 9 cent. cubes.
Solution alcoolique concentrée de violet de gentiane........................... XXX gouttes.

Elle permet de colorer la totalité du leucocyte en violet tandis que les noyaux se détachent en bleu foncé. Quant aux microbes, ils sont tout aussi fortement teintés qu'avec le liquide de Lœffler. Il m'a semblé que les préparations ainsi obtenues offraient une

netteté beaucoup plus grande. Si le bleu de méthylène colore surtout les noyaux soit des cellules, soit des leucocytes, le violet de
gentiane possède une affinité particulière pour le protoplasma des
mêmes éléments. Aussi leur association en proportions convenables
dans une même solution colorante donne-t-elle des résultats infiniment plus satisfaisants que l'emploi isolé soit du bleu de méthylène, soit du violet de gentiane. La simple solution aqueuse de
violet de gentiane est cependant l'un des meilleurs réactifs colorants.

En utilisant ces procédés d'examen, voyons ce que le microscope peut nous apprendre sur la question de la contagiosité.

A ce point de vue, les uréthrites me paraissent pouvoir être
distinguées en trois catégories : 1° les uréthrites gonococciennes
où l'on trouve des gonocoques, soit seuls, soit accompagnés d'autres espèces microbiennes ; 2° les uréthrites microbiennes sans
gonocoques et 3° enfin les uréthrites non microbiennes.

Le gonocoque est de beaucoup le plus important de tous ces
micro-organismes. S'il est bien, comme je le pense, et comme
l'admettent le plus grand nombre de ceux qui l'ont sérieusement
étudié, la cause vraie, la cause suffisante de la blennorrhagie, il
y a un intérêt de premier ordre à savoir le reconnaître non seulement dans les écoulements aigus où cela est très facile, mais encore et surtout dans les écoulements chroniques où les difficultés
sont souvent plus grandes.

Dans les écoulements aigus, rien n'est plus simple. Ce qui
frappe l'œil tout d'abord, c'est l'abondance des leucocytes dont les
noyaux irréguliers et multiples se détachent fortement colorés.
En certains points, ils sont au contact les uns des autres ou même
les uns sur les autres. Ailleurs, ils sont plus espacés. Souvent il
s'y mêle, çà et là, des cellules épithéliales. Ce sont, en général,
des cellules rondes de petite ou tout au plus de moyenne dimen-
sion. Les larges cellules plates ne se rencontrent guère que dans
les écoulements anciens. Grandes ou petites, ces cellules ne s'ob-
servent pas en égale abondance aux diverses périodes de la blennorrhagie. Tout à fait au début, dans les deux premiers jours, elles
sont assez nombreuses. S'il y a des points de la préparation où
on n'en observe pas une seule, il n'est pas rare d'en apercevoir en
même temps 3 ou 4 et même davantage sous le champ du microscope. A mesure que la maladie atteint son maximum d'intensité,
elles deviennent de plus en plus rares sans cependant disparaître
complètement. Puis, vers le déclin, c'est-à-dire vers la quatrième
semaine, elles reparaissent de plus en plus abondantes. Elles
peuvent aller dans certains cas jusqu'à devenir plus nombreuses
que les leucocytes. Quelquefois même on ne trouve plus que des
cellules épithéliales et les globules blancs font complètement
défaut. Cellules épithéliales et leucocytes sont assez souvent
plongés au milieu d'une trame de fils plus ou moins déliés, en-

tremêlés en tous sens. Ces fils ne sont autre chose que du mucus. On les observe surtout dans les uréthrites chroniques. Leur enchevêtrement paraît tenir à la manière dont le pus est étalé sur les lamelles.

C'est au milieu de ces divers éléments que se voient les gonocoques. Ce sont des microbes du genre micrococcus (Kohn). Ils sont presque toujours associés deux à deux ; ce sont des diplocoques. Cette association se fait non point bout à bout comme nous le verrons pour d'autres microbes que l'on rencontre fréquemment dans les écoulements chroniques, mais côte à côte. Le plus souvent on distingue nettement la ligne de démarcation qui sépare les deux êtres jumeaux. Quelquefois même on peut constater que la face des coccus tournée vers le centre du couple est légèrement concave, comme le hile d'un haricot, ainsi que Bumm l'a fait remarquer. Mais assez souvent on ne fait que soupçonner cette ligne de séparation ou même les deux êtres ne paraissent constituer qu'une seule petite masse arrondie mesurant environ 1 µ de diamètre. On ne peut pourtant pas douter que ce soit aussi un couple gonococcique, car la silhouette générale est absolument la même. Chaque élément d'un couple est un ovoïde légèrement concave sur sa surface interne. Le grand axe mesure de 0,6 à 0,7 µ ; le petit axe n'a guère que 0,5 µ (Legrain.) D'après Macé et Legrain, auxquels nous sommes redevables de très importants travaux sur les microbes de la blennorrhagie, les dimensions du gonocoque paraîtraient aller en diminuant un peu dans les cas chroniques. Au contraire, d'après notre ami Jamin, les vieux gonocoques deviendraient plus volumineux. J'ai d'abord eu la même impression, mais peut-être avons-nous été induits en erreur par le diplococcus subflavus de Bumm qu'on ne savait pas encore distinguer à l'époque où Jamin a fait sa remarquable thèse. Dans tous les cas, il y a un fait absolument certain, c'est que, dans un même groupe de gonocoques, il existe des individus de taille différente. Cela se voit surtout bien quand on emploie l'objectif à immersion 16 de Leitz.

La conformation extérieure, l'accouplement et même les dimensions du gonocoque représentent déjà des caractères distinctifs d'une grande importance. Il y en a d'autres qui ont aussi beaucoup de valeur ; ce sont le mode de groupement et le siège dans les éléments figurés. Les descriptions les plus exactes de ce groupement et de ce siège me paraissent avoir été données, depuis Neisser, par le professeur Bouchard et par Legrain.

Sur une bonne préparation, les gonocoques se présentent, dans l'immense majorité des cas, par groupes de 15 à 40. Chaque diplocoque est séparé de son voisin par un intervalle assez net et régulier, quoique pas toujours égal. On ne les voit donc jamais pêle-mêle les uns sur les autres comme les staphylocoques ; on ne les voit pas non plus disposés dans un ordre spécial, en chapelet par exemple, comme les streptocoques. Ces groupes sont presque toujours situés dans l'intérieur des leucocytes dont les noyaux, pour un temps du moins, sont respectés. Cependant les leucocytes qui en sont le plus gorgés sont envahis jusque dans leurs noyaux qui disparaissent. Alors il est possible qu'un même globule de pus contienne jusqu'à 80 gonocoques et même davantage. Le nombre des leucocytes envahis est toujours minime. Il y en aurait de 1/30 à 1/100 d'après Bouchard, de 1/5 à 1/6 d'après Legrain. Au plus fort de la blennorrhagie, ce que j'ai vu se rapproche des constatations de Legrain. Mais le plus souvent il m'a paru qu'il y avait bien au moins une trentaine de globules indemnes autour d'un globule malade. Presque toujours les leucocytes envahis sont isolés. Quelquefois cependant on en trouve 2 ou 3, exceptionnellement davantage, qui sont contigus et occupés, mais à des degrés divers, par les gonocoques. Le siège de ces derniers est bien d'ailleurs dans l'intérieur même des leucocytes et non pas seulement à leur surface, comme certains observateurs l'avaient cru tout d'abord.

Mais ce ne sont pas seulement les globules blancs, ce sont aussi les cellules épithéliales qui sont envahies par le parasite. Il y constitue des groupes beaucoup plus vastes et plus nombreux que ceux des leucocytes. Certaines cellules larges et plates en peuvent contenir plusieurs centaines. Même quand ils sont agglomérés en si grand nombre, les gonocoques continuent d'être assez régulièrement séparés les uns des autres par un espace sensiblement égal à leur diamètre. Pour M. Bouchard, l'envahissement des cellules épithéliales aurait beaucoup plus d'importance que celui des leucocytes. Il représenterait la lésion dominante, essentielle et vraiment pathogénique de la blennorrhagie. Je me range entièrement à cet avis, bien que dans les écoulements les plus aigus ou ne trouve presque pas de cellules épithéliales envahies ou non. Peut-être, remplies de microbes, ont-elles fini par éclater en laissant les gonocoques se répandre dans le liquide. On en voit, en effet, çà et là, soit isolés, soit en groupes, dans les espaces interleucocytiques et, ce qui permet de penser que ces groupes proviennent de cellules plutôt que de leucocytes ouverts spontanément ou accidentellement, c'est qu'ils offrent souvent une surface qui dépasse sensiblement l'étendue des leucocytes.

D'ailleurs, pour se rendre plus exactement compte de la topographie du gonocoque dans les éléments figurés et par suite dans la trame elle-même de la muqueuse, il suffit de recourir à l'expérience du raclage dont j'ai parlé plus haut. Je recueille d'abord, sans toucher à la paroi uréthrale, une parcelle de pus pour en faire une préparation qui me servira de terme de comparaison. Cela fait, le malade urine ; quelquefois même je pratique un grand lavage du canal en y faisant passer un litre d'eau distillée. Ensuite, à l'aide de la curette mousse, je ramène de l'intérieur du canal quelques débris épithéliaux faisant partie de la paroi uréthrale ;

j'obtiens ainsi une seconde préparation. Sur la première lamelle, on constate la disposition déjà décrite, à peu près celle que reproduisent la plupart des mémoires spéciaux ou des traités classiques. Sur la seconde, on rencontre çà et là, outre les globules de pus, quelques larges cellules intactes ou remplies de gonocoques et, dans tout le reste de la préparation, des débris épithéliaux et des groupes libres de gonocoques dont quelques-uns sont très étendus, d'autres au contraires petits et irréguliers comme s'ils provenaient de la déchirure de cellules épithéliales et de la dispersion des parasites qu'elles contenaient. Le résultat de cette expérience était facile à prévoir. Mais il n'en est pas moins intéressant à constater, car l'abondance des gonocoques rencontrés dans une préparation de ce genre est vraiment extraordinaire. Et comme la paroi uréthrale se trouve envahie de la sorte jusqu'à une profondeur qu'il est impossible de préciser et qui va sans doute au delà de la couche épithéliale et jusqu'au stroma même de la muqueuse, il est facile de pressentir la difficulté sinon l'impossibilité de la destruction immédiate et totale des microbes qui a été le but de tous les traitements abortifs.

Quoi qu'il en soit, il suffit d'un petit nombre d'examens microscopiques pratiqués dans les conditions variées que je viens d'indiquer pour conduire à cette conviction que le gonocoque se reconnaît en général très facilement non seulement à la forme géminée de chacun des individus, mais à leur mode spécial de groupement et à leur siège intraleucocytique ou cellulaire.

On a cependant signalé depuis longtemps des erreurs de diagnostic faciles et fréquentes. Il y aurait dans les urèthres pathologiques, et, ce qui est bien plus déconcertant, dans les urèthres normaux, des diplocoques en tout semblables aux gonocoques non seulement par leur forme, mais par leur groupement et leur siège dans les éléments figurés. En 1886, Roux de Lyon a pensé qu'il était facile de résoudre la difficulté au moyen d'un artifice de coloration connu sous le nom de méthode de Gram et qu'il croyait infaillible. Ce procédé consiste à colorer les lamelles pendant 5 à 10 minutes dans la solution d'Ehrlich à chaud, à les laver, à les plonger une demi-minute dans la solution iodo-iodurée de Gram, à sécher sans laver, à décolorer dans l'alcool absolu. Le gonocoque qui attire fortement toutes les couleurs d'aniline, les perd aussi avec la plus grande facilité. Il se décolore complètement par le procédé de Gram. Si donc une préparation ainsi traitée présente encore des diplocoques visibles, c'est-à-dire n'ayant pas été décolorés, on peut affirmer que ce ne sont pas des gonocoques.

Malheureusement ce ne sont justement pas ces diplocoques-là, les pseudo-gonocoques, que nous avons le plus grand intérêt à voir et à reconnaître, ce sont les vrais, c'est-à-dire ceux qui sont devenus invisibles. Pour que la méthode de Gram-Roux rendît vraiment service, il faudrait pouvoir mettre rapidement, et avec toute certitude, sous le champ du microscope, avant et après la décoloration, un endroit déterminé d'une préparation, de manière à voir si un groupe donné de diplocoques a résisté à la décoloration. Mais cela n'est pas possible. Et il est aussi très difficile, pour ne pas dire impossible, de pratiquer la décoloration sous le champ même du microscope, ce qui serait un argument décisif. On a bien pensé à compléter la méthode de Gram par une autre coloration en une teinte tout à fait différente de la première, de façon à recolorer par l'éosine par exemple ou par la fuchsine, des gonocoques primitivement colorés au violet de gentiane, puis décolorés. On aurait ainsi dans une même préparation les faux gonocoques en violet et les vrais en rouge. Mais en pratique ces tentatives ne réussissent pas. Elles ont échoué entre les mains de Legrain et je les ai moi-même essayées sans succès. Je dois dire cependant que Steinschneider aurait réussi à donner une recoloration vive par le brun de Bismarck ou le bleu de Lœffler au gonocoque décoloré.

Ce n'est pas tout, il paraît qu'il existe dans les écoulements uréthraux plusieurs espèces différentes de diplocoques qui ne sont pas des gonocoques et qui cependant possèdent la même propriété de se décolorer par la méthode de Gram. Si cela est exact, il faut en conclure que le procédé de Gram, déjà passible de tant de reproches et qui offre le grand inconvénient de prendre du temps, ne remplit pas entièrement le but pour lequel on l'emploie et ne mérite guère par conséquent d'être conservé, au moins pour la pratique courante.

Nous n'en sommes pas moins arrivés à cette donnée qu'il existe dans les écoulements uréthraux plusieurs espèces de diplocoques offrant les apparences extérieures des gonocoques, la forme, le volume, l'accouplement côte à côte, le groupement à intervalles à peu près réguliers, le siège intraleucocytique, etc., etc., et n'étant pas, malgré tout, des gonocoques. Reste à savoir en quoi ils en diffèrent.

On ne peut, dit-on, les reconnaître que par la méthode des cultures. Les cultures des vrais gonocoques sont difficiles et ne se font très bien que dans certains milieux spéciaux, par exemple, dans le sérum de sang humain utilisé par Bumm ou le sérum gélosé employé par Wertheim. Au contraire, les pseudo-gonocoques pullulent à merveille dans presque tous les bouillons de culture qui sont impropres au développement du gonocoque (1). Examinons quelle est la valeur pratique de ce moyen de diagnostic différentiel.

Je dirai d'abord qu'il est malheureusement d'un emploi très difficile en clinique, même en faisant abstraction et du temps et

(1) Hogge. Gonocoques et pseudo-gonocoques. *Annales des mal. des org. gén.-ur.*, avril 1893, page 286.

de l'outillage nécessaires. En effet, lorsque le doute se présente à notre esprit, c'est le plus souvent dans les cas chroniques, alors que l'écoulement est peu abondant et qu'on ne parvient qu'à grand'peine à recueillir une minime quantité de sécrétion pour la soumettre à l'examen. Quand une fois on a fait une première préparation où l'on trouve des gonocoques, il ne reste plus assez de matière première pour procéder soit à des cultures, soit à la méthode de Gram, afin de savoir si ce sont de faux ou de vrais gonocoques.

Mais en admettant que, dans un cas donné, ces diverses expériences puissent être accomplies, je me demande encore jusqu'à quel point elles nous fourniraient une solution complètement satisfaisante du problème. Jusqu'à nouvel ordre je ne pourrai m'empêcher de considérer comme un signe différentiel trop fragile et insuffisant, alors surtout qu'il est unique, la vivacité plus ou moins grande de cultures que tant d'influences variées sont capables de modifier. Je demanderai tout d'abord aux auteurs qui attribuent cette valeur diagnostique aux résultats des cultures si les pseudo-gonocoques ne poussent pas sur le sérum gélosé. S'ils le font, comme c'est probable, puisque tous les terrains leur sont favorables, n'en doit-il pas résulter, pour nous cliniciens, un grand embarras. Quand on a fait l'ensemencement avec du pus franc de blennorrhagie au 5e ou 6e jour par exemple, je comprends que la culture ne donne que de vrais gonocoques. On ne récolte que ce qu'on a semé. Mais si l'ensemencement est fait avec le produit de sécrétion des vieilles uréthrites contenant, je suppose, de nombreuses espèces de microbes, pourquoi les pseudo-gonocoques ne pousseraient-ils pas aussi bien ou même mieux que les vrais ?

En second lieu, je leur demanderai jusqu'à quel point le résultat négatif d'une culture sur sérum autorise à conclure à l'absence de tout gonocoque. Mais Neisser, lui-même, dont l'autorité n'est certes pas à dédaigner, ne déclarait-il pas au dernier Congrès de dermatologie de Vienne qu'il n'avait pu obtenir de cultures par la méthode de Wertheim? Et d'Arlhac n'a-t-il pas souvent échoué, tout en suivant pas à pas la méthode de Bumm? Donc, tout en reconnaissant que le sérum de sang humain simple ou gélosé représente le meilleur terrain de culture pour les gonocoques, il est absolument impossible, à l'heure actuelle, de déclarer qu'ils sont absents quand la culture ne réussit pas.

En troisième lieu, enfin, je demanderai si l'on est vraiment en droit de dire que tout diplocoque se reproduisant sur les milieux de culture ordinaires soit nécessairement, par cela seul, autre chose que le vrai gonocoque. Cette assertion trop absolue est formellement démentie par la célèbre expérience de Bockhardt. On sait qu'avec le produit d'une 6e culture sur bouillon de veau, il a inoculé à un paralytique une blennorrhagie dans laquelle les gonocoques se présentaient avec leur groupement significatif et leur siège intra-leucocytique. Les constatations de Legrain, cependant si compétent en la matière, plaident dans le même sens.

De toutes ces considérations, je conclus qu'à l'heure actuelle, les résultats des cultures ne peuvent être invoqués comme un criterium infaillible pour le diagnostic.

On a donné encore, il est vrai (Janet, Hogge) (1), comme de bons moyens distinctifs certaines réactions thérapeutiques. On a dit que les solutions de nitrate d'argent au 1/1000e et de sublimé au 1/10000e en grands lavages font rapidement disparaître les faux gonocoques et les autres microbes des écoulements chroniques, alors que, bien au contraire, elles excitent la pullulation des vrais gonocoques contre lesquels le permanganate de potasse serait le remède par excellence. Ce procédé de diagnostic après coup n'est pas pour me déplaire, je l'avoue, car il est d'une application facile, rapide et même agréable, au moins dans ses résultats. Mais, je ne pense pas que ces médicaments jouissent de la singulière propriété de réveiller sûrement les gonocoques, latents ou non, au point de lever toutes les incertitudes du diagnostic. Sans doute, appliqués mal à propos, ils peuvent déterminer, à brève échéance, des retours offensifs de la maladie. Mais, convenablement exercée, l'influence du nitrate d'argent contre les affections gonococciennes les plus typiques n'est plus à établir. Ai-je besoin de rappeler par exemple que dans l'ophthalmie blennorrhagique, les cautérisations énergiques au nitrate d'argent sont encore à l'heure actuelle le traitement le plus rapide et le plus sûr qu'on ait à lui opposer ? Et, pour ne parler que de l'uréthrite blennorrhagique, nul n'ignore les tentatives plus ou moins retentissantes et parfois heureuses du traitement abortif par ce médicament. Quant aux formes chroniques, les instillations argentiques du professeur Guyon les modifient si heureusement que depuis 25 ans elles jouissent d'une vogue de plus en plus grande et méritée. Si l'on m'objecte qu'au moment où elles sont indiquées, les gonocoques ont peut-être disparu et que, dans tous les cas, on les a peu recherchés jusqu'à ce jour, je ferai observer que Neisser, le père du gonocoque, considère les injections nitratées faibles comme le meilleur des traitements antiblennorrhagiques même dans les périodes initiales. Le nitrate d'argent n'est-il pas d'ailleurs, avec le sublimé, un de ces agents antiseptiques d'une telle efficacité qu'il y a peu de microbes qui n'aient à redouter leur action ?

Donc, il y aurait, surtout dans les écoulements chroniques, de faux gonocoques tellement semblables aux vrais que l'œil, armé du meilleur microscope, ne peut les distinguer. Les résultats des réactifs colorants, des cultures ou de l'action thérapeutique qui, seuls, pourraient les différencier, sont loin de m'inspirer une

---

(1) Janet. Diagnostic et traitement de l'uréthrite blennorrhagique. *Annales des mal. des org. gén. urin.*, avril et juin 1892 et *Semaine médicale*, 14 janvier 1893.

Hogge. *Loc. cit.*

absolue confiance. J'en arrive ainsi à me demander si bon nombre des diplocoques que l'on rencontre au déclin de la blennorrhagie, qui ne sont plus groupés en amas intra-leucocytiques mais épars, çà et là, entre les globules de pus ou les cellules et qui sembleraient, pour ce motif, devoir être rangés dans la classe des pseudogonocoques, ne sont pas en réalité, de vrais gonocoques, mais modifiés, dégénérés, parce qu'ils vivent sur un terrain qu'ils ont épuisé et qui est devenu inhospitalier pour eux.

Voici, entre autres, un fait qui pourrait être invoqué à l'appui de cette hypothèse. Il s'agit d'un malade que m'adressait, le 23 janvier dernier, mon ami le Dr Havage pour une uréthrite aiguë à gonocoques. Je l'ai soumis pendant 3 semaines au traitement antiphlogistique (bains, tisanes au bicarbonate de soude, régime). Au bout de ce temps, j'ai substitué au premier traitement des balsamiques à haute dose, puis j'ai fait 3 ou 4 instillations argentiques à 2 jours de distance. Le 24 février, la guérison paraissait complète. Il n'y avait plus aucun écoulement, même le matin, et le premier jet ne contenait plus ni grumeaux, ni filaments. Cependant, le 3 mars, alors que la guérison se maintenait aussi parfaite que possible, le raclage du canal me permettait de constater encore la présence, au milieu des débris épithéliaux, de nombreux microbes de forme variée, mais parmi lesquels un grand nombre offraient l'apparence classique du gonocoque. Ces divers microbes étaient contenus dans les cellules épithéliales. Quelques-unes renfermaient simultanément plusieurs espèces, d'autres seulement des gonocoques. En dehors d'elles, on voyait çà et là des groupes microbiens d'étendue très variable et en outre de rares leucocytes dont aucun n'était occupé par le parasite, comme cela est de règle à l'état aigu. Malgré ces constatations, j'ai conclu à la guérison, et je n'ai plus conseillé aucun traitement, estimant qu'il ne faut jamais en clinique se laisser diriger par un seul symptôme, en faisant abstraction des autres, et qu'il est indispensable, au contraire, de tenir compte de tout l'ensemble des faits recueillis. J'ai pensé que l'absence de tout écoulement, de tout filament dans l'urine, de toute sensation anormale autorisait à admettre que les microbes restant n'étaient plus pathogènes, du moins pour mon client lui-même.—Le 5 avril, c'est-à-dire un mois plus tard, il revenait me voir après un voyage au cours duquel il avait repris, sans exception, toutes ses habitudes de jeune homme. Il n'en restait pas moins complètement guéri. Le raclage, cette fois, montrait infiniment moins de gonocoques, mais un nombre considérable de microcoques et quelques bacilles. Au milieu de tous ces parasites, des gonocoques errent, çà et là, isolés. Je n'en découvre plus en aucun point de larges groupes comme à mon précédent examen. — Le 28 avril, je revois mon client pour la dernière fois, toujours en aussi bon état. Je constate, toujours par le raclage, de nombreux microbes, mais ils appartiennent presque tous à la même espèce. Ce sont les diplocoques placés bout à bout auxquels j'ai déjà fait 'allusion et que j'ai très souvent rencontrés dans les uréthrites chroniques. Par ci, par là, il reste encore quelques gonocoques de plus en plus rares.

La conclusion que je tire de cette observation et aussi, du reste, de l'évolution bien connue de la blennorrhagie, c'est que le canal, qui est un si bon milieu de culture pour le gonocoque, ne l'est que pour un temps limité. A la longue, il s'épuise et ne leur offre plus qu'un aliment insuffisant pour assurer leur prospérité. On dirait même qu'il s'épuise d'autant plus vite que la pullulation du parasite a été plus abondante, et inversement. Il arrive donc un moment où les gonocoques ne font plus que végéter et finissent par succomber les uns après les autres, pas toujours jusqu'au dernier malheureusement. Mais ils ne meurent pas tout d'un coup et avant de disparaître, ils s'étiolent et passent successivement par les phases que j'ai observées chez mon malade. Au début de la maladie, leur végétation est si puissante qu'ils ne laissent pour ainsi dire aucun autre microbe vivre à côté d'eux. Mais à mesure que leur vitalité diminue, ils laissent le champ de plus en plus libre à l'invasion d'autres parasites nombreux pour lesquels ils semblent même avoir créé un terrain favorable. En même temps, ils cessent d'être pyogènes ou ne le sont plus qu'à un très faible degré.

On m'objectera, je le sais, que mon observation est une preuve de plus à ajouter à toutes celles qu'on a déjà données de l'existence de microbes variés soit dans les urèthres guéris, soit même dans ceux qui n'ont jamais été malades. Les travaux de Mannaberg et Lutsgarten, de Rovsing, de Petit et Wassermann ont établi, en effet, que toujours ou presque toujours l'urèthre était normalement habité par de nombreuses espèces microbiennes. Je réponds à cela qu'il y a beaucoup moins de microbes qu'on ne l'a prétendu dans les urèthres vraiment normaux. Pour élucider la question, les cultures sont un détestable moyen. Il ne s'agit pas seulement, en effet, de savoir si des ennemis ont pénétré dans le canal ; il importe surtout d'en connaître le nombre. Les cultures ne peuvent rien apprendre à cet égard ; seul l'examen du produit du raclage peut renseigner avec quelque exactitude et je dois dire que très souvent, dans les conditions les plus diverses, soit sur des malades en cours de traitement pour une uréthrite, soit sur des sujets me consultant pour tout autre chose, il ne m'a permis que des constatations négatives.

On m'objectera encore que les prétendus gonocoques que j'ai cru voir, après la guérison de mon malade, n'étaient que de faux gonocoques et que c'est pour cela qu'ils étaient inoffensifs. Je dis, moi, qu'il est très possible qu'ils fussent de vrais gonocoques en train de mourir. Il me paraît difficile d'admettre qu'au déclin d'une blennorrhagie de faux gonocoques se substituent aux vrais, en prenant toutes leurs apparences et soient d'ailleurs voués eux-mêmes à disparaître promptement. Il est infiniment plus simple de penser que c'est toujours au même microbe qu'on a affaire, du commencementjusqu'à la fin, ce qui fait qu'on le retrouve toujours avec la même forme, mais qu'il subit des transformations physiologiques en vertu desquelles sa présence dans l'urèthre ne s'accompagne plus des mêmes effets.

Seulement, que de tels microbes frappés de stérilité dans ce milieu épuisé et devenus inoffensifs pour le porteur viennent à être ensemencés dans un vagin ou un utérus normaux, ne peut-on pas craindre qu'ils reprennent une vitalité nouvelle, c'est-à-dire qu'ils engendrent une blennorrhagie. Si la transmission de l'homme à la femme a été rarement constatée dans ces conditions, la réciproque l'a été bien souvent. Nous avons tous eu à examiner des femmes qui avaient donné la blennorrhagie sans l'avoir ; c'est même ainsi que Ricord avait été conduit à sa fameuse recette pour attraper la chaude-pisse. En examinant ces femmes au spéculum, on ne trouve rien, en effet, rien dans le vagin, rien dans l'utérus, rien dans l'urèthre, rien dans les glandes vulvo-vaginales. Et cependant elles ont donné la blennorrhagie. Comment cela se fait-il ? L'explication devient toute simple si leur épithélium vaginal contient ces gonocoques débilités dont j'ai parlé. Or, la présence de ces gonocoques, constatée chez l'homme après cessation de l'écoulement, n'a rien d'invraisemblable chez la femme, surtout quand il s'agit d'une de ces femmes galantes ayant eu presque toujours, à un moment donné, des accidents professionnels. Inoffensifs pour elles depuis un temps plus ou moins long, ces gonocoques deviennent un beau jour le point de départ d'une blennorrhagie aiguë pour l'amant de rencontre dont le canal sain est un excellent milieu de culture.

Comme conclusion pratique, ces diverses considérations me conduisent à considérer comme suspect tout diplocoque offrant les caractères extérieurs aujourd'hui classiques du gonocoque, et je n'hésite pas à interdire le mariage aux malades qui ne parviennent pas à s'en débarrasser, pour peu qu'ils aient encore d'écoulement. C'est peut-être pécher par excès de prudence, mais cela n'a généralement pas grand inconvénient et permet quelquefois d'éviter de grands malheurs.

Pour en finir avec les pseudo-gonocoques, un mot encore d'un microbe récemment décrit par le professeur Hugounenq, de Lyon, le Dr Eraud et leur élève d'Arlhac sous le nom d'orchiocoque. En injectant dans le testicule des animaux soit des cultures de ce microbe, soit son produit de sécrétion, ils ont déterminé une orchite, alors que des injections analogues dans le tissu cellulaire ou dans le sang ne provoquent aucun phénomène appréciable. D'après eux, ce microbe est d'un aspect absolument semblable au gonocoque ; il se décolore comme lui par la méthode de Gram, mais il en diffère par les cultures, car il se développe sur tous les terrains et sa vitalité est incomparablement plus grande que celle des gonocoques. Avant d'être définitivement admise, l'opinion des

médecins lyonnais me paraît avoir besoin de confirmations nouvelles. Il serait utile, en particulier, de répéter les mêmes expériences avec les cultures des vrais gonocoques et leurs produits de
sécrétion. Dans tous les cas, ce qui se dégage pour le moment de
leurs travaux, c'est que la classe des pseudo-gonocoques ne serait
pas toujours inoffensive et qu'au point de vue pratique il y a lieu
de se méfier quand on en constate la présence.

Enfin, à côté de ces pseudo-gonocoques que le microscope ne
peut différencier des vrais, je signalerai le diplococcus subflavus
de Bumm qui, lui, peut être assez facilement reconnu. Les deux
coccus accouplés présentent sans doute la même forme et la même
disposition que le microbe de la blennorrhagie, à cela près qu'ils
sont souvent asymétriques, mais ils en diffèrent nettement par
leur volume qui est double ou triple. Je ne les ai rencontrés que
très rarement en groupes de 8 à 10 couples. Le plus souvent on
les trouve isolés et je crois n'en avoir jamais vu dans l'intérieur
des leucocytes. Ils n'existent d'ailleurs jamais dans les écoulements aigus, mais seulement dans les anciens. Ils restent colorés
par la méthode de Gram. Des cultures sur gélose portées par Legrain sur la muqueuse uréthrale saine n'ont pas provoqué la moindre inflammation.

Au début d'une blennorrhagie, on peut admettre comme une
règle très générale que l'écoulement ne contient pas d'autre microbe que le gonocoque. Mais au bout de quelque temps, soit
spontanément, soit surtout quand les malades ont fait usage d'injections plus ou moins aseptiques, on aperçoit en même temps
d'autres micro-organismes. On en a signalé, décrit et cultivé de
très nombreuses espèces. J'ai vu, pour ma part, divers coccus, les
uns en agglomération sans ordre comme les staphylocoques, très
rarement des streptocoques, très souvent, au contraire, de petites
bactéries courtes, sous forme de bâtonnets très grêles. Leur des-
cription minutieuse ne paraît pas, à l'heure actuelle, offrir un
grand intérêt, car leur rôle pathogène ne semble pas important et
dans tous les cas est encore indéterminé. Je dirai seulement qu'un
des organismes que j'ai rencontrés fort souvent dans les formes
chroniques est un diplocoque dont les deux éléments, légèrement
allongés et plus grêles que ceux des gonocoques, sont placés non
point côte à côte, mais bout à bout et en ligne droite, de manière
à constituer dans leur ensemble une sorte de bâtonnet ou d'hal-
tère. Ils sont le plus souvent épars, soit dans les cellules, soit dans
les espaces intercellulaires et nettement séparés les uns des autres.
Ils affectent d'ailleurs les directions les plus différentes. Quelquefois
on voit deux de ces diplocoques, rarement davantage, se faire suite
en droite ligne pour former un bâtonnet assez long. D'autres fois,
on en rencontre des amas pêle-mêle plus ou moins considéra-
bles.

Je suis porté à croire que la plupart du temps ces divers microbes résultent d'infections secondaires. Mais dans certains cas particuliers, ils paraissent avoir pénétré en même temps que le gonocoque. Chez un malade atteint d'une première blennorrhagie au 5e jour, il y avait çà et là, outre les gonocoques, des groupes de petites bactéries entre les globules de pus, mais ces bactéries n'étaient situées, en aucun point de la préparation, dans l'intérieur des leucocytes. S'agissait-il d'une infection mixte d'emblée? Cela n'a rien d'invraisemblable. Mais il peut se faire également que des microbes préexistant dans le canal de ce malade, bien qu'il en fût à sa première blennorrhagie, aient continué de vivre malgré la présence des gonocoques.

Mais ce n'est là qu'un fait exceptionnel. Dans l'immense majorité des cas pendant les 3 ou 4 premières semaines d'une blennorrhagie aiguë, ne fût-elle pas la première, on ne constate pas d'autre parasite que le gonocoque. Sa présence exclusive dans la période aiguë semble prouver ou bien que ce parasite a une vitalité si puissante qu'il étouffe les autres microbes préexistant, ou bien que l'existence de ces microbes dans les urèthres normaux n'est pas aussi constante qu'on l'a prétendu.

Quoi qu'il en soit, vers la 4e semaine de la blennorrhagie, on commence à rencontrer en même temps que les gonocoques les autres espèces microbiennes, et ensuite, à mesure que le gonocoque diminue, on les voit augmenter. Il arrive dans la majorité des cas un moment où, même sans traitement, le gonocoque disparaît complètement, tandis que les autres bactéries persistent indéfiniment. Il est toutefois impossible de fixer, même approximativement, la date où cette substitution s'est complètement effectuée. J'ai rencontré des gonocoques avec leur disposition intra-leucocytique la plus typique non seulement dans la goutte de gens atteints de blennorrhée depuis plusieurs années, mais encore dans les filaments du premier jet de malades qui, depuis longtemps, n'avaient plus aucun écoulement, même le matin au réveil. Cela prouve qu'il ne faut pas s'en rapporter aux apparences, ni aux probabilités et c'est précisément dans ces cas qu'il serait facile de laisser passer inaperçue la présence de gonocoques non douteux pourtant. On peut, en effet, parcourir de nombreux points d'une préparation sans en rencontrer, puis arriver à un endroit où l'on aperçoit des groupes multiples et nettement caractérisés. Il ne faut donc pas craindre, surtout lorsqu'un projet de mariage est en question, de répéter les recherches et de consacrer beaucoup de temps à l'examen méticuleux de plusieurs préparations plutôt que d'une seule.

Il n'en est pas moins vrai qu'il existe de nombreux faits d'uréthrite chronique dans lesquels il est impossible de découvrir aucun groupe de gonocoques avec leurs caractères classiques et où l'on constate la présence de divers autres micro-organismes. Ce sont les uréthrites microbiennes non gonococciennes, les blennorrhoïdes de Diday. Je dois dire toutefois que dans un bon nombre des cas que j'ai eu à examiner, j'ai rencontré, çà et là, au milieu de ces microbes quelconques des diplocoques assez semblables par leur forme aux gonocoques, mais toujours isolés et non en groupes, jamais non plus dans l'intérieur des leucocytes. Rien n'autorise par conséquent à dire que ce sont des gonocoques. Tout au plus pourrait-on les classer parmi ces pseudo-gonocoques dont je discutais plus haut la nature. Il est possible qu'ils soient absolument inoffensifs et n'aient avec les vrais gonocoques aucun lien de parenté. Cependant, je ne puis m'empêcher, je le répète, de les considérer avec quelque défiance. Voici pourquoi : J'ai rencontré quelquefois dans le produit du raclage, à la fin du traitement de la blennorrhagie par les grands lavages au permanganate de potasse, ces diplocoques isolés que je considérais, sur la foi de récents travaux, comme des pseudogonocoques sans importance. Tout écoulement ayant cessé depuis plusieurs jours, et la réaction par le nitrate d'argent et par le sublimé étant restée négative, je suspendais le traitement. Huit ou dix jours après, l'écoulement avait reparu et je retrouvais les gonocoques avec leur groupement et leur siège intraleucocytique le plus caractéristique. Donc, les diplocoques isolés constatés quand la guérison paraissait obtenue n'étaient pas de faux, mais bien de vrais gonocoques. Seulement, l'ennemi était en déroute, si je puis ainsi parler, et je ne voyais que des individus isolés, dispersés. Une trêve prématurée leur permettait de se grouper de nouveau et de reprendre l'offensive d'autant plus que le terrain uréthral n'avait pas été épuisé jusque là par la libre et complète évolution du parasite.

La constatation de microbes variés en nombre considérable peut être faite, comme celle du gonocoque d'ailleurs, non seulement dans les uréthres qui sont encore le siège d'un suintement appréciable, mais encore dans ceux qui paraissent débarrassés de tout écoulement, même de la traditionnelle goutte militaire. J'ai eu récemment à soigner deux malades qui se présentaient, l'un 2 mois 1/2, l'autre 3 semaines après la disparition complète d'une uréthrite. Il leur restait seulement des démangeaisons très gênantes survenant par crises de plusieurs heures et devenant de plus en plus longues. Par les plus fortes pressions je ne parvenais à amener au méat aucune trace d'écoulement et, dans le 1er jet d'urine, il n'y avait que des filaments tout à fait insignifiants. J'ai pourtant trouvé, aussi bien dans ces filaments que dans le raclage de nombreux microbes. Il s'agissait principalement des diplocoques en bâtonnets dont j'ai parlé tout à l'heure et ils occupaient, non les globules de pus, mais les cellules épithéliales. Quelques-unes en étaient littéralement bondées. Dans ces conditions, il était facile de comprendre les démangeaisons dont se plaignaient les malades. Des instillations les ont améliorés sur-le-champ, mais ils n'ont complètement guéri qu'après les grands lavages au sublimé et au nitrate d'argent que le Dr Janet a spécialement et très légitimement recommandés dans ces cas.

Ces uréthrites microbiennes non gonococciennes peuvent donc

exister indépendamment de tout écoulement et provoquer cependant des symptômes désagréables. On comprend que chez certains névropathes, se plaignant vivement des moindres sensations, de pareils faits aient souvent paru ne relever d'aucune lésion appréciable, mais seulement et exclusivement de l'hypochondrie.

Avec ou sans écoulement, la présence de ces microbes dans l'urèthre a-t-elle toujours son point de départ dans une blennorrhagie antérieure ? Je ne le crois pas. Il me paraît probable que leur tranmission dans les rapports sexuels est possible sans s'accompagner de phénomènes inflammatoires. Aussi n'est-il pas étonnant qu'on en trouve même dans les urèthres indemnes de toute blennorrhagie. Nous sommes d'ailleurs loin d'être fixés sur la façon dont ils se comportent soit dans l'urèthre de l'homme, soit dans les organes génitaux de la femme. Nous ignorons s'ils y vivent indéfiniment et s'ils peuvent, à un moment donné, produire des complications. Il serait cependant important de résoudre ces questions, étant donné la difficulté extrême qu'on éprouve trop souvent à en débarrasser définitivement les malades.

Enfin, il y a des écoulements dans lesquels les recherches les plus attentives ne permettent de découvrir aucune espèce microbienne.

J'en ai recueilli plusieurs observations. Dans l'une, il s'agissait d'un homme de 36 ans, atteint depuis 2 mois d'une uréthrite contractée par les rapports vénériens. Dans la goutte assez épaisse recueillie le matin au réveil ou dans la journée, dans les filaments et dans le produit du raclage, il m'a toujours été impossible de découvrir aucun coccus, ni aucun bacille.

Dans un second cas, j'avais affaire à un homme de 44 ans ayant eu dans sa jeunesse de nombreuses blennorrhagies. Depuis 18 mois, il avait un écoulement rebelle à tous les traitements, même aux instillations argentiques. Lorsque je l'ai vu, son écoulement était encore jaune et très abondant. Je n'y ai constaté, à plusieurs reprises, la présence d'aucun microbe.

Chez un troisième malade, âgé de 75 ans, porteur d'un calcul engagé dans l'urèthre, une inflammation intense du canal s'était produite. L'étude microbienne de l'écoulement est toujours restée négative. L'urine de ce malade était trouble et contenait en assez grande abondance la bactérie pyogène, mais la sécrétion recueillie dans le canal n'en contenait que très exceptionnellement et alors il était bien évident que la présence de ces bâtonnets était le fait non d'une pullulation sur place, mais du reliquat de la précédente miction.

Enfin, à l'heure actuelle, je soigne depuis plusieurs mois un malade âgé de 64 ans, pour un écoulement dans lequel je n'ai jamais rencontré non plus que la bactérie pyogène de la vessie et dans les mêmes conditions. Les grandes injections au nitrate d'argent et au sublimé, les instillations au nitrate d'argent et au sulfate de cuivre, les injections ordinaires avec diverses solutions astringentes n'ont obtenu jusqu'à présent aucun succès.

Il existe donc des uréthrites non microbiennes ou du moins dans l'écoulement desquelles les moyens ordinaires d'examen restent négatifs. Dans ces cas, il est tout naturel de se demander quelle influence étiologique ont pu avoir les diverses diathèses. Mais je vais plus loin et je suis tout prêt à admettre une origine diathésique alors même qu'on trouve dans la sécrétion les microbes accessoires de l'urèthre. Dans tous les cas, je demande que la recherche bactériologique soit toujours faite et, si l'on constate la présence de gonocoques ou même de pseudo-gonocoques, je suis d'avis qu'on tienne le cas pour suspect non seulement au point de vue de l'origine, ce qui en définitive importe peu, mais aussi et surtout au point de vue des conséquences, c'est-à-dire des rapports vénériens et du mariage.

M. DE BACKER distingue deux parties dans le très intéressant travail que vient de lire M. Guiard. Sur la première, tout le monde est d'accord. Mais, les subtilités microbiologiques exposées dans la seconde, notamment la question des gonocoques et des pseudo-gonocoques, sont réellement faites pour désespérer les trois quarts et demi des praticiens qui auront à faire les examens micrographiques d'écoulements uréthraux. Il semble à M. de Backer que, d'une donnée relativement très simple, les bactériologistes se sont complus à faire une chose fort embrouillée où l'on a accumulé, comme à plaisir, toutes les difficultés d'interprétation.

M. PICHEVIN. — La question du gonocoque est bien loin d'être aussi complètement résolue que le laisserait croire le travail de M. Guiard . On connaît la forme, les dimensions, le groupement et l'habitat des gonocoques et leur réaction vis-à-vis de certains colorants. On sait que le diplocoque, décrit par Neisser, se rencontre dans l'immense majorité des cas de blennorrhagie avérée. Mais, pour que ce gonocoque soit déclaré pathogène, il est absolument nécessaire qu'il soit cultivé à l'état de pureté ; il faut que, par l'inoculation d'une culture pure, on puisse reproduire la blennorrhagie. Or, les cultures obtenues par divers auteurs ne sont pas, comme ils l'ont cru, des cultures de gonocoques : le fait est certain. Bumm et Wertheim, qui ont publié de remarquables travaux sur le *Diplococcus gonorrheœ*, affirment qu'ils ont obtenu des cultures absolument pures et qu'ils ont réussi à donner la blennorrhagie en inoculant les colonies dans l'urèthre de l'homme. Wertheim, notamment, déclare qu'il est très facile de cultiver le gonocoque sur le sérum humain. Mais, de nombreux bactériologistes ont vainement tenté de cultiver le micro-organisme, découvert par Hallier et bien étudié consécutivement par Neisser.

Les uns ont échoué complètement ; d'autres ont obtenu des cultures si rarement et dans de telles conditions que leur conviction n'est pas faite. Neisser lui-même disait au dernier Congrès de Dermatologie de Vienne qu'il n'avait pas réussi les cultures par la méthode de Wertheim. Le sujet est donc à l'étude et les résultats de Bumm et de

Wertheim, si probants qu'ils semblent être, méritent confirmation.

Quant aux inoculations entreprises par Bokaï, Constantin Paul et Bockhart, elles sont sujettes à caution. Il est probable qu'on a injecté d'autres micro-organismes que le gonocoque. Seules les inoculations faites par Bumm, Wertheim, Anfuso, Gebhart et Risso seraient démonstratives.

Les réserves des bactériologistes invitent les médecins légistes à la plus grande circonspection. Vibert et Bordas se sont fait l'écho de l'opinion encore indécise qui règne dans le monde des experts sur tout ce qui a trait au gonocoque.

Pour ma part, je crois à la spécificité du gonocoque et j'espère que les constatations si importantes faites par Bumm et Wertheim ne tarderont pas à être confirmées par d'autres observateurs.

M. Guiard semble considérer, dans son intéressant mémoire, les faux gonocoques rencontrés dans certains écoulements uréthraux comme des gonocoques vieillis, dégénérés, atténués. Cette hypothèse n'aurait-elle pas pour conséquence de détruire la notion de spécificité du gonocoque ?

Le *micrococcus albicans amplus*, le *micrococcus subflavus* et d'autres diplocoques qui ont des ressemblances avec le gonocoque ne peuvent et ne doivent pas être confondus avec le micro-organisme de Neisser, à moins de déclarer nuls et non avenus les travaux les plus recommandables. Si on s'en rapporte aux auteurs qui ont le plus étudié ces questions, on reconnaît qu'il est difficile de différencier certains diplocoques des vrais gonocoques. Mais, on peut y arriver en tenant compte du volume, de la forme des différents micro-organismes qui ont des analogies plus ou moins grandes avec le gonocoque. La méthode de Gram, sans être aussi caractéristique qu'on le croyait à un moment donné, fournit d'utiles renseignements (1). Enfin, la méthode des cultures permet de reconnaître nettement certains diplocoques qu'on pourrait confondre avec le gonocoque. On peut donc dire, de par l'examen microscopique et de par la méthode des cultures, que les diplocoques, désignés en bloc sous le nom de pseudo-gonocoques, ne sont pas de même espèce que le micro-organisme de Neisser.

Mais différentes raisons nous invitent à repousser l'identification proposée par M. Guiard entre les gonocoques et d'autres micro-organismes voisins.

On rencontre certains pseudo-gonocoques dans l'urèthre normal. Tel est le cas du *micrococcus subflavus*. Le micrococcus albicans amplus a été décelé dans une uréthrite non gonococcienne. Si les pseudo-gonocoques ne sont que des gonocoques vieillis et atténués, on ne devrait plus trouver de vrais gonocoques dans les écoulements anciens. Or, on rencontre le micro-organisme de Neisser dans des écoulements chroniques qui datent de plusieurs années. Ce fait, avancé par Neisser, a été confirmé par de nombreux observateurs. Nœggerath a établi depuis longtemps la contagiosité de la goutte matinale.

En outre, certains pseudo-gonocoques sont contemporains des vrais gonocoques et se rencontrent dans des écoulements de date récente

(1) Dans les cas où l'on hésite entre le gonocoque et l'un des diplocoques qui se décolorent par la méthode de Gram, on peut user du procédé de Steinschneider.

· Que la différenciation entre les vrais et les faux gonocoques dans des écoulements anciens soit extrêmement délicate, personne ne le conteste. Mais ce n'est pas une raison pour identifier le vrai gonocoque avec d'autres diplocoques plus ou moins semblables. La blennorrhagie est produite par les gonocoques. L'injection de cultures pures de pseudo-gonocoques ne produit pas la blennorrhagie. Telle est l'opinion admise par le plus grand nombre des bactériologistes.

M. MORAU. — A côté de la théorie actuelle, il y a lieu de tenir compte d'un autre fait qui touche à la morphologie des bactéries. Il s'agit du transformisme des bactéries. Nous savons tous que ces dernières agissent dans l'organisme de deux façons différentes : *mécaniquement,* en altérant, en dissociant ou en transformant les éléments anatomiques avec lesquels ils sont en contact ; *chimiquement,* par leurs produits de sécrétion, en changeant les conditions de vitalité de ces mêmes éléments anatomiques. Or, les bactéries, du moins dans les cultures *in vitro,* agissent de même vis-à-vis d'elles-mêmes. Par leurs produits de sécrétion, elles altèrent les milieux dans lesquels elles doivent vivre et, par suite, ainsi que j'ai pu le constater bien souvent et cela avec nombre de bactériologistes, elles se transforment et peuvent évoluer vers d'autres types morphologiques. Le bâtonnet court, s'allonge ; le micrococque devient chaînette, etc., etc. C'est, en un mot, l'accommodation au milieu ; c'est du véritable transformisme. Qui nous dit dès lors que ces pseudo-gonocoques et l'ensemble des bactéries que l'on trouve dans les urèthres infectés depuis longtemps ne sont pas des transformations d'une bactérie primitivement spécifique, mais qui s'est nui à elle-même, s'est transformée, est devenue moins virulente et pourra reprendre et sa forme primitive et sa virulence première dès qu'elle retrouvera un milieu de culture semblable à celui qu'elle avait au début. Ce sont autant de questions bien jeunes encore, sur lesquelles nous n'avons que peu de données expérimentales et qui ne me semblent pas prêtes encore à être résolues.

. M. JULLIEN a l'intention de répondre à divers points du travail de M. Guiard, mais, vu l'heure avancée, demande la parole pour la séance prochaine. En attendant, il offre aux membres de la Société sa brochure « *Blennorrhagie et microbes* » à laquelle il conseille de se reporter, ce qui lui évitera des redites.

M. DELRFOSSE considère que le travail de M. Guiard est très intéressant ; mais puisque nous connaissons assez bien le gonocoque, il se demande si le côté pratique n'a pas été négligé et si le traitement, entrepris suivant les théories microbiennes, nous a donné des succès réels. La pratique, en cette affaire, offre plus d'intérêt que le côté théorique. Depuis quelques années, on a essayé contre la blennorrhagie d'innombrables injections antiseptiques : s'en est-on bien trouvé ? En un mot, quel est le meilleur traitement de cette affection à l'heure actuelle ? Voilà ce qu'il faudrait démontrer par des faits et, pour cela, il serait bon que chaque membre de la Société vînt nous apporter, dans la prochaine séance, les résultats de son expérience personnelle à cet égard.

M. PICHEVIN. — Je veux aborder un autre point du mémoire de M. Guiard. Notre honorable collègue nous a dit, il me semble, que, dans certains cas de diagnostic étiologique difficile, le traitement par le nitrate d'argent pouvait trancher la difficulté. Les blennorrhées d'origine gonococcienne seraient guéries par cette substance chimique. Je ne pense pas que le nitrate d'argent soit le spécifique de la blennorrhagie aiguë ou chronique.

Depuis 1825, Carmichaël a proposé les injections au nitrate d'argent. Cette médication, recommandée sous des formes un peu variées, a donné de bons résultats ; mais, nous savons tous que le nitrate d'argent est bien loin de guérir toutes les blennorrhées d'origine gonococcienne ou non gonococcienne. C'est ainsi qu'on s'est adressé au sublimé, qui avait été proposé en 1862 par Jousseaume dans sa thèse *Sur les végétaux parasites de l'homme.*

En 1880, Weiss vantait l'action du permanganate de potasse. Ces substances antiseptiques et bien d'autres encore ont été prônées et ont donné de grandes espérances. Aucun agent chimique n'est le spécifique du gonocoque, aucune injection antiseptique n'est capable d'arrêter à coup sûr et dans tous les cas la pullulation des gonocoques et des autres micro-organismes qu'on rencontre dans les écoulements uréthraux. A Necker, le nitrate d'argent a régné en maître pendant longtemps dans le traitement des écoulements uréthraux anciens. Il y a peu de temps on y combattait les gouttes militaires bien avérées d'abord par des injections de permanganate et ensuite par des injections de sublimé. Ce traitement, considéré peut-être à juste titre comme supérieur à tous ceux qui avaient été préconisés, ne réussit pas dans tous les cas. Je pense donc que le nitrate d'argent n'est pas la pierre de touche de la blennorrhagie.

M. Morau. — A côté des résultats négatifs, donnés par le nitrate d'argent, que signale notre collègue Pichevin, je puis en citer un bien caractéristique. Un de mes malades est porteur d'une goutte militaire depuis plus de trois ans. Il a reçu des instillations argentiques d'un des maîtres en la matière, sans succès. Un autre confrère, élève du maître, va plus loin et fait des cautérisations avec le porte-crayon de Lallemand. Puis, on le soumet successivement aux grands lavages avec du sublimé, du permanganate, etc., etc., et toujours sans succès. Enfin, on lui fait de la dilatation progressive avec des instillations et depuis trois mois, je poursuis ces manœuvres sans plus de réussite, que mes devanciers.

M. Guiard. — Je répondrai à M. le Dr Delefosse que je n'ai pas le moins du monde visé, dans mon travail, le côté thérapeutique. Je me suis simplement proposé de discuter une question de diagnostic et de pronostic, qui me paraît d'une très grande importance. En somme, que devons-nous répondre à ces malades si nombreux qui ont la goutte militaire et qui nous demandent s'ils peuvent se marier, engageant ainsi gravement notre responsabilité médicale ? J'ai voulu, par des faits cliniques, établir que la solution du problème ne pouvait être fournie que par l'étude bactériologique. Mais c'est précisément dans ces cas chroniques que la notion des pseudo-gonocoques nous crée les plus grandes difficultés. Ces difficultés, je ne me suis pas fait faute de les exposer, sans avoir d'ailleurs la prétention de les résoudre, ainsi que me le fait dire M. Pichevin. Je n'ai pas confondu le diplococcus subflavus avec le gonocoque ; c'est au contraire l'un de ceux qui s'en distinguent le plus facilement. Je n'ai pas dit non plus que tous les pseudo-gonocoques fussent de vrais gonocoques. L'identification que j'ai voulu faire vise surtout, sinon exclusivement, les organismes semblables d'aspect au gonocoque que l'on aperçoit encore après l'action prolongée du permanganate de potasse, action qui, d'après Reverdin, Janet, Hogge et d'autres, serait souveraine contre le vrai gonocoque. Enfin, je n'ai pas dit que l'action du nitrate d'argent fût spécifique contre la blennorrhagie et permît ainsi de trancher les difficultés du diagnostic. J'ai contesté au contraire la valeur qu'on a voulu attribuer à ce point de vue aux réactions thérapeutiques. Comme conclusion pratique, puisqu'il est si difficile de différencier les vrais et les faux gonocoques, je demande qu'on les tienne pour suspects les uns et les autres, jusqu'à ce que nous ayons des moyens plus cliniques de les reconnaître et je le fais avec d'autant moins de scrupule que l'orchiocoque de l'école lyonnaise, lequel est bien un pseudo-gonocoque de par les cultures, mérite assurément qu'on s'en méfle.

M. Jullien. — Ce qui nous intéresse ici, c'est en effet la question de contagion. Il est des écoulements dépourvus de gonocoques, les uns, sont chroniques, les autres aigus. Le contact avec une femme ayant des microbes pourra transmettre ces microbes ; il n'est pas nécessaire d'invoquer ici le transformisme pour expliquer la multiplicité des microparasites, qui donneront lieu à des blennorrhées. A côté des gonocoques, il y a beaucoup d'autres micro-organismes qui ont une certaine similitude avec le gonocoque et qu'on retrouve dans une foule d'écoulements uréthraux. Nous ne sommes d'ailleurs qu'au seuil de l'histoire microbienne de la blennorrhagie, et, quant aux applications pratiques, nous ne pouvons encore que chercher des indications pour le traitement. Il se passe ici ce qui s'est passé pour la tuberculose lorsque Koch en eut découvert le bacille. La question scientifique vient d'abord ; le traitement qui en découlera viendra ensuite.

M. Guiard. — Je partage les idées de M. Jullien au point de vue des uréthrites non gonococciennes. Je ne doute pas qu'elles ne puissent se transmettre telles quelles dans les rapports vénériens.

Quant à ce qui est du traitement, on ne peut nier que les données microbiennes aient déjà conduit à des applications pratiques d'une certaine valeur. Quoi qu'on en dise, les grands lavages au permanganate de potasse permettent d'obtenir, dans l'espace de 8 à 10 jours en moyenne, la disparition du gonocoque. Mais il faut dire que ce traitement exige une assez grande habitude. Il n'est pas sans inconvénients ni pour le médecin qui l'applique, ni pour le malade qui le subit. S'il est mal fait, il peut être nuisible ; mais il ne faut voir que les résultats définitifs et jusqu'à présent mon expérience est très favorable à cette nouvelle méthode.

Lorsque le gonocoque a disparu, s'il reste d'autres microbes, les mêmes grands lavages au sublimé et au nitrate d'argent jouissent à leur tour d'une très remarquable efficacité. Il m'est arrivé d'obtenir la guérison définitive avec un seul de ces lavages. Dans d'autres cas, j'ai ainsi débarrassé, en quelques séances, des malades qui, depuis de longues années, avaient suivi les traitements les plus variés sans aucun succès. Mais je dois ajouter aussi que j'en ai rencontré d'autres, heureusement en petit nombre, chez lesquels tout ce que j'ai pu mettre en œuvre a échoué comme dans le cas de M. Morau.

M. Pichevin. — M. Féréol écrivait il y a 25 ans « La chaude-pisse est-elle toujours une affection identique à elle-même ? Est-elle au contraire quelquefois une affection générale, une véritable maladie susceptible de produire une infection de l'économie ? » On sait aujourd'hui qu'il existe des blennorrhoïdes d'origine non gonococcienne et il y a tendance à admettre que la blennorrhagie existe en tant que maladie générale.

Deux mots sur la blennorrhée, par le Dr L. JULLIEN. — Dans quelles conditions un sujet qui a souffert de la blennorrhagie est-il apte au mariage? Telle est, ce me semble, la question unique en laquelle peuvent se résumer toutes les discussions théoriques et cliniques suscitées par l'intéressant mémoire de notre collègue, le docteur Guiard. Tel est le point de vue essentiellement pratique, sous lequel il me plaît de l'envisager et de lui apporter le contingent de mon expérience et de mes observations.

On ne peut aborder ce problème sans faire un retour plein de mélancolie sur le revirement des doctrines par lesquelles se sont laissé guider nos devanciers, et le rôle néfaste ou vain que la médecine a trop longtemps joué. Comme il n'est pas de maladie plus fréquente que la chaude-pisse, que les neuf dixièmes des hommes d'aujourd'hui l'ont ou l'auront, pas une question ne se pose plus fréquemment que celle-ci : « Docteur, je désire me marier ; dans l'état où je suis, quels dangers puis-je courir ou faire courir ? » Et la réponse, écho des théories du jour, si souvent celles d'un jour, tranche depuis des siècles à l'aveugle le plus grave problème, celui qui tient sous sa dépendance, non seulement la reproduction de la race, mais encore la santé, la vie même des individus.

En pouvait-il être autrement, puisque l'essence de la maladie restant inconnue, les conditions de sa propagation échappaient à tout contrôle, alors que les procédés d'examen pour l'urèthre atteint ou soupçonné ne consistaient qu'en la constatation de signes grossiers, tout au plus bons à déceler les lésions évidentes, et qu'enfin nos notions sur les maladies des organes génitaux de la femme reposaient sur une exploration rudimentaire et une interprétation hasardeuse.

Peu d'années, peu d'hommes ont suffi pour changer la face de la science sur tous ces points. Neisser fait connaître le gonocoque, élément spécifique de la blennorrhagie. L'école de Vienne remet en honneur et rend à la pratique l'endoscope de Désormeaux, en même temps que la spécialité urinaire s'enrichit de procédés d'investigation qui ne laissent, pour ainsi dire, rien à désirer ; enfin la gynécologie est née, complétant par la clinique et par ses entreprises opératoires, par ses révélations et par ses enseignements, l'œuvre commençante de la vénéréologie.

A. *La blennorrhagie ou écoulement à gonocoques.* — Ce qui jadis était une question d'appréciation personnelle, je dirai presque de sentiment, est devenu question de fait. On était *viruliste* comme Diday, Rollet, Martin, par une sorte de flair nosologique, une conviction non démontrable. Mais la plupart des médecins étaient *phlogogénistes*, parce que cette hypothèse complaisante d'une chaude-pisse naissant au contact de deux organes également purs, engendrée par l'ardeur des embrassements, flattait les illusions des intéressés, mais surtout parce que Ricord s'en était fait l'apôtre, et que ce charmeur, auquel nous devons néanmoins le triomphe de plus d'une erreur, avait publié, aux applaudissements de toute l'école, sa fameuse « recette pour attraper la chaude-pisse », recette infructueuse, s'il en fût, pour qui l'eût prise au pied de la lettre, et si sûre cependant dans la pratique. Il faut bien le dire aussi, chacun avait présente à l'esprit la malheureuse expérience de Swédiaur, l'ammoniaque injectée dans le canal du chirurgien, et l'écoulement si intense qui s'en était suivi.

Aujourd'hui, il faut oublier tout cela et s'incliner devant une notion nouvelle. *La blennorrhagie est une maladie spécifique liée à la présence d'un microbe, le gonocoque, et qui ne peut avoir d'autre origine que le gonocoque, agent de la contagion.* Je laisse de côté toutes les controverses sur l'origine de ce microbe. On discutera longtemps encore sur la question de savoir si c'est un saprophyte réchauffé, un hôte du logis rendu féroce, ou quelque organisme étranger déposé accidentellement sur nos muqueuses. Ce qui est certain, c'est que s'il manque dans quelques écoulements, ceux-ci ont une origine et un décours différents ; la clinique les avait jadis timidement séparés sous le nom de *blennorrhoïdes* ; le microscope a confirmé leur existence et donné leur signalement, qui, pour le moment actuel, est assez bref, n'étant basé que sur un signe exclusif, l'absence de *gonocoques*, en attendant que la bactériologie unie à la clinique, établisse les distinctions qu'il nous est déjà permis d'entrevoir.

Que l'écoulement à gonocoques soit particulièrement virulent, particulièrement contagieux, qu'il soit l'écoulement vénérien proprement dit, c'est donc là un aphorisme, une vérité non pas théorique, mais empirique : des confrontations sans nombre l'ont mise et la mettent tous les jours hors de doute. Le clinicien qui s'attache à en vérifier l'exactitude, se fait bien vite, à cet égard, une conviction inébranlable et vis-à-vis de laquelle les quatre ou cinq faits contradictoires mis en avant pèsent bien peu. Par cette donnée, le diagnostic se précise sans discussion, et le médecin, doué d'une clairvoyance de plus, échappe aux pièges que lui tend, sciemment ou non, le public, toujours heureux de nous duper.

Permettez-moi de vous rapporter quelques exemples caractéristiques.

J'ai communiqué déjà celui d'un de mes amis, étudiant en médecine, qui souffrit pendant plusieurs semaines d'un flux uréthral lié à des accidents rhumatismaux. Les examens furent renouvelés à maintes reprises et restèrent constamment négatifs, et il ne guérit qu'avec beaucoup de peine. A quatre ans de là, il revient avec un nouvel écoulement qu'il me donne comme survenu spontanément et identique au premier. Une goutte est placée sur l'objectif et j'y reconnais le gonocoque en grande abondance ; sur quoi j'affirme une origine vénérienne. Or, j'étais dans le vrai, car le malade ne fit pas difficulté de m'avouer qu'il avait eu commerce avec une inconnue rencontrée de nuit, et, bien que le mal fût survenu dans les délais de rigueur, il n'avait pas hésité à incriminer son tempérament, plutôt que de se croire victime de la plus vulgaire mésaventure.

Un avocat m'aborde naguère par cette doléance : « Docteur, il m'arrive une chose bien désagréable. Nous étions habitués, dans mon ménage, à boire un petit vin léger, et ma femme a eu la mauvaise idée de faire venir du Midi un fût de vin très alcoolique, excessivement chargé. Qu'est-il arrivé ? C'est qu'après en avoir bu, nous sommes tombés tous les deux malades, et que nous coulons comme deux fontaines. » La comparaison n'avait, certes, rien d'exagéré, et je plaignais déjà ce pauvre homme d'avoir accepté, pour plaire à sa femme, un changement de régime aussi pernicieux. Mais, ayant recueilli du pus, je l'examinai et y reconnus des colonies innombrables de gonocoques, qui me firent immédiatement poser la question : « Monsieur, n'auriez-vous point eu des rapports avec une femme suspecte ? » Un premier « je ne sais pas trop ! » fut bientôt suivi de détails précis avec indication de la date du crime. Madame ne prenait place dans la disgrâce qu'en qualité de victime.

Et tout dernièrement, une dame, richement entretenue et de conduite réservée, ne vint-elle pas se plaindre à moi que son protecteur l'accusât de lui avoir donné quelque chose, alors qu'elle était parfaitement sûre de se bien porter ! Je fis comme dans les cas précédents, et me tournant vers la belle, dont l'urèthre recélait le gonocoque : « Madame, veuillez me dire quand vous avez fait une infidélité à votre amant ? — Docteur, ce ne peut être que samedi », répondit-elle tout de suite, sans même esquisser une dénégation.

Si tous ces menteurs se rendent immédiatement à merci, c'est qu'ils ont compris que nous voyons clair, que nous pouvons nous passer de leurs aveux, que nous ne tablons pas comme autrefois sur de beaux arguments de sentiment ou de probabilité, mais que nous nous appuyons sur des principes sûrs, parfaitement établis. C'est au gonocoque, c'est à Neisser que nous devons ce surcroît d'autorité. Il n'y a pas d'expérience, pas de puissance d'observation au monde qui puisse équivaloir à cette notion du gonocoque, et le plus renommé praticien, s'il veut s'en passer, est inférieur sur ce point au plus jeune de nos internes.

B. *Les blennorrhoïdes*. — Nous ne savons encore rien de précis sur cette classe d'écoulements, excessivement nombreuse, à n'en pas douter.

Jusqu'ici on a qualifié de rhumatismales ou goutteuses les uréthrites manifestement non vénériennes, c'est ne voir qu'un petit côté de la question. Il serait plus juste, à mon sens, d'en admettre plusieurs classes que je distinguerais, suivant leur origine, comme suit :

Uréthrites de cause interne. — Diathésiques : rhumatismales, goutteuses, palustres, etc. — Toxiques : *ab ingestis* (cantharides, asperges, iodure de potassium, bière, etc.)

Uréthrites de cause externe.— Traumatiques : plaies, brûlures, excoriations, agents chimiques irritants (ammoniaque). — Microbiennes : par transmission des microbes des organes génitaux, vulve, vagin, prépuce.

L'histoire de la blennorrhagie nous offre des cas assez typiques de chacune de ces variétés de suppuration, et trop connus pour que je les reproduise ici. On en peut faire ample moisson, pour ce qui est de l'uréthrite rhumatismale, dans la belle thèse de Jean Guilland (d'Aix-les-Bains), qui bien qu'antérieure aux révélations de Neisser, porte la conviction même chez le lecteur d'aujourd'hui ; et les exemples que nous en offre la clinique ne sont pas rares. Mais, sans insister sur les uréthrites toxiques et traumatiques, j'appellerai l'attention sur les microbiennes qui constituent l'immense majorité de celles que nous observons. Elles sont d'origine vénérienne, puisqu'elles proviennent du contact avec les fluides génitaux, et leur diversité est infinie.

Rien n'est plus fréquent que de voir des hommes parfaitement sains venir nous consulter pour des écoulements consécutifs à un coït avec une femme exempte de blennorrhagie ; flux gris opalins d'allure torpide occasionnant peu de douleur, à sécrétion généralement peu abondante. Je donne actuellement des soins à 3 malades de ce genre, dont un nouveau marié contagionné par sa jeune épouse. Le processus pyogénique progresse lentement, mais sans rémission, et gagne les parties profondes, s'il n'est enrayé. J'ajoute que le traitement exige beaucoup de persévérance de la part du malade et du chirurgien. Sur la foi des auteurs auxquels ce genre d'échauffements n'avait pas échappé, je tentai jadis de m'en rendre maître par le traitement antiphlogistique en ordonnant les émollients en faveur, mais je ne fus pas long à m'apercevoir de leur complète inefficacité, et à leur substituer les agents locaux les plus actifs. C'est que, en effet, ces catarrhes sont dus à des infections locales, les muqueuses ont reçu la bactérie pathogène qui y a prospéré et qu'il faut détruire. Ces bactéries quelles sont-elles ? C'est ce que nous ne pouvons dire aujourd'hui ; il y a là tout un ordre de recherches qu'il nous appartient de poursuivre, et dont nous ne viendrons à bout que par les confrontations, les observations répétées et les cultures. J'ai déjà soumis un certain nombre de ces cas à ce dernier mode d'investigation, et je me suis assuré de la variété de ces microbes, bâtonnets, points, diplocoques ; dans quelques-unes de mes cultures, deux organismes bien différents se sont révélés, mais ce sont les moins nombreuses. C'est quand nous aurons fait quelques milliers de ces préparations que nous pourrons seulement poser les conclusions générales; pour le moment je désire m'en tenir à ces indications sommaires.

C. *L'examen de l'urèthre.* — Dans toute inflammation de l'urèthre, l'élément essentiel du diagnostic est fourni par la matière de l'écoulement. Quand la maladie touche à son terme ou s'invétère, il n'y a plus d'écoulement à proprement parler, c'est une gouttelette, un suintement, une humidité constatable au lever et vite balayée par l'urine. Pour recueillir ce produit, il existe nombre d'excellents procédés qu'il serait aisé de décrire ici, mais je dois insister sur certaines particularités dignes d'intérêt.

La blennorrhagie s'accuse par la présence dans l'urine de produits anormaux facilement reconnaissables sous la forme de filaments, virgules, grumeaux, flocons, pointillés, concrétions diverses qui ne se rencontrent pas à l'état sain. Il suffit de faire uriner le malade dans un verre pour se trouver en présence de ce signe sensible de la maladie. Mais il ne faut pas croire, comme le disent et l'écrivent nombre d'auteurs, qu'on arrive au même résultat en se faisant apporter dans un flacon des urines émises depuis plus ou moins longtemps; je ne connais pas de plus grande erreur; les filaments s'altèrent très vite dans l'urine, ils se ramollissent, se désagrègent et finissent par disparaître en une sorte de bouillie; ce phénomène est plus frappant encore si le récipient n'est point maintenu immobile, ce qui arrive lorsque le malade met le flacon dans sa poche et le promène ainsi une partie de la journée. Il est donc de toute nécessité de faire uriner le malade au moment même où l'examen doit être pratiqué.

Autre précepte: cet examen doit porter sur la première miction du matin, souvent très différente au point de vue des résultats d'avec celle du milieu du jour. Je reçus, il y a peu de jours, la visite d'un jeune homme désolé de ne pouvoir se débarrasser d'une goutte militaire. Je le fis uriner, et recueillis facilement un dépôt blanchâtre, où je ne pus constater qu'un amas de cellules pavimenteuses. Je les lui fis voir en ne lui cachant pas qu'il s'agissait là de produits normaux, et que je ne pensais pas qu'il fallût diriger un traitement quelconque contre cet état. Mais, pour plus de sûreté, je lui confiai des lamelles et lui indiquai la manière de faire quelques préparations avec la goutte du matin. Quelle ne fut pas ma surprise en le voyant venir deux jours plus tard avec les lamelles couvertes de pus riche en gonocoques. C'était le produit de la sécrétion matinale, grâce auquel je pus indiquer un traitement rationnel pour obtenir la guérison.

J'ai dit qu'il convenait de porter les filaments sur la platine du microscope, ce qui se fait aisément en les pêchant au moyen d'une petite pipette, ou plus commodément encore au moyen d'un compte-gouttes. Cette inspection est d'autant plus nécessaire que tous les filaments ne dépendent pas toujours d'une uréthrite. Dans les urines de sujets arthritiques, j'en ai rencontré dont l'aspect était le même que celui des précédents et la composition toute différente. C'étaient des amas de cristaux urinaires, (uriques, uratiques ou phosphatiques), englués de mucus et de cellules épithéliales roulés ensemble le long des voies d'excrétion. Excellents indices d'un état général à surveiller et d'une santé locale parfaite, puisqu'il ne s'y mêlait pas un globule purulent. Or, je ne connais aucun moyen de distinguer à l'œil nu cette variété de filaments ; c'est une impérieuse raison à ajouter à toutes celles qui militent en faveur d'un examen microscopique des filaments.

D. *Blennorrhée*. — Rien n'est plus commun que la blennorrhée et rien n'est moins connu. La plupart des jeunes gens ne s'en aperçoivent pas, et ceux qui s'en aperçoivent ont trop souvent tendance à en exagérer ou à en méconnaître l'importance.

Il en est que le nom seul de goutte militaire torture au point de leur rendre la vie insupportable. Ceux-là s'inquiètent, s'examinent à chaque instant, courent d'un cabinet à l'autre. Et comme beaucoup d'entre nous ne peuvent les guérir, ou ne le veulent, ou ne le savent pas, leur plainte est souvent mal accueillie. On les ridiculise, on les traite de maniaques, on les renvoie avec de fades plaisanteries, comme au temps où Ricord proclamait qu'un bon nosographe devait classer la goutte militaire parmi les maladies mentales. Le fait est que l'obsession uréthrale s'empare facilement d'un esprit faible qui, cherchant du secours, ne trouve que d'inutiles conseils ou des railleries.

L'homme, qui cent fois par jour presse sur son canal pour en faire sortir une goutte trop rarement imaginaire, et qui se voit ou se croit condamné à l'éternité de ce supplice, tombe vite dans la mélancolie, et ce n'est pas lui que nous devons éloigner du mariage, il n'y songe pas, il le fuirait plutôt dans son désespoir. Il refuse même de croire à la solidité de sa guérison, quand nous avons été assez heureux pour l'obtenir.

Un plus grand nombre, loin de s'émouvoir, affectent l'indifférence la plus complète à l'endroit de leur infirmité, il faut qu'une complication survienne pour leur donner l'alarme, pour leur apprendre qu'un mal insignifiant en apparence, qui peut ne se caractériser par rien, une sécrétion quasi-insaisissable, qui n'endolorit pas la région, qui ne trouble pas les urines, ne souille pas le méat, ne tache pas le linge, est pourtant susceptible de se réveiller, de se compliquer, de se transmettre. Inutile d'insister sur les trois termes de cet inéluctable pronostic.

Il y a près de quarante ans que Joulin accusait Cullerier du crime de la *blennorrhagiculture* pour avoir dit que « le mariage n'était point à interdire aux sujets atteints de vieilles blennorrhées, qu'il fallait même le leur conseiller ». Ce mot qui passa longtemps pour n'être que spirituel, nous apparaît aujourd'hui comme l'expression exacte de la vérité, et conforme aux révélations les plus modernes de la gynécologie.

Quelle doit être notre conduite, pour éviter de si tristes conséquences, lorsque l'intéressé vient nous demander conseil.

Un premier point ne saurait faire doute : il faut interdire le mariage à tout porteur de gonocoques avérés; que les filaments en recèlent peu ou beaucoup, notre verdict doit être le même, c'est-à-dire inflexible. « Traitez-vous, débarrassez-vous de l'agent qui vous rend dangereux, ce n'est qu'à ce prix que vous serez apte au mariage. »

Mais il est difficile, dit-on, de se résoudre en face de certains organismes qui pourraient bien être des gonocoques sans en avoir tous les caractères. Je me suis souvent trouvé en face de diplocoques suspects, mais j'ai eu recours à la culture qui, bien mieux que la décoloration de Roux, me semble offrir en pareil cas l'arbitrage le plus sûr. Mes diplocoques ont généralement prospéré sur la gélose, en masses gris blanchâtres, et je ne les ai pas considérés comme dangereux. Mes tubes restent-ils stériles, et si les susdits continuent à pulluler dans l'urèthre, si de plus ils subissent la décoloration, je les traite comme gonocoques.

Ce principe conduirait à admettre aux fiançailles des uréthrites à gros filaments villeux et purulents, pourvu qu'ils fussent libres de tout gonocoque. Je crois que ce serait une grosse faute, et qu'il n'y a guère plus d'avantage à soumettre les organes féminins à l'ensemencement des pyogènes vulgaires, que des blennorrhagipares proprement dits ; j'éloignerai donc du mariage ces sujets-là, jusqu'à ce qu'ils se débarrassent de ces hôtes plus que suspects, ce qui n'est généralement ni long, ni difficile.

Un jour viendra que, connaissant mieux les microbes secondaires, les fauteurs des petits échauffements et des blennorrhoïdes, nous les frapperons peut-être aussi d'ostracisme. Ce serait faire justice égale pour tous, mais je ne me dissimule pas la difficulté de l'entreprise, car il faudrait aborder l'examen des organes féminins, ce qu'il n'est guère de tradition de faire aujourd'hui *ante nuptias*. Voyez cependant la situation lamentable d'un jeune homme qui s'aperçoit au lendemain du mariage, que s'il n'a pas apporté la blennorrhagie à sa femme, il en a reçu la blennorrhoïde, et qui doit vivre avec la perspective de cette fâcheuse intimité. Nous ne sommes pas encore assez nantis de documents pour prêcher sûrement cette croisade, et l'âcreté des humeurs dissimulera pour un temps encore les microbes de virginité que madame jette si souvent dans le lit conjugal. Un avenir prochain nous apprendra sans doute les moyens d'obtenir sur ce point l'affranchissement de l'époux, comme nous avons déjà réalisé celui de la femme vis-à-vis de la blennorrhagie.

M. GUIARD. — J'ai entendu avec le plus grand plaisir la très intéressante communication de notre collègue le D' Jullien, avec lequel je suis en parfait accord sur presque tous les points. J'ai été surtout heureux de voir que, naguère encore phlogogéniste, il considère aujourd'hui comme absolument démontré le rôle pathogène du gonocoque. Pour devenir aussi résolument viruliste, il faut croire qu'il a dû être convaincu par des arguments bien puissants. Peu de médecins possèdent une érudition spéciale aussi profonde et peuvent utiliser pour conclure un ensemble aussi considérable de documents. Aussi, aux rares dissidents qui de temps à autre essaient de remettre en question la part qui revient au gonocoque dans la production de la blennorrhagie, conseillerai-je de méditer les opinions que vient d'exprimer le D' Jullien.

Je me plais aussi à faire remarquer que M. Jullien ne paraît pas admettre que le diagnostic du gonocoque présente la plupart du temps de réelles difficultés. Il est vrai qu'il ne s'est pas appesanti autant que je l'aurais désiré sur la question des pseudo-gonocoques. Il nous a dit, seulement, en terminant, que dans les cas douteux, les résultats des cultures sur gélose lui permettaient de se prononcer. Je ne puis partager cet avis. Les cultures positives sur gélose prouvent peut-être qu'il y a de faux gonocoques mais ne signifient en aucune façon qu'il n'y en a pas de vrais. D'ailleurs, parmi les faux ne devrait-on pas tenir compte de certains organismes, l'orchiocoque, en particulier, dont les effets ne sont pourtant pas à dédaigner?

Enfin, M. Jullien voudrait qu'on prît au point de vue du mariage autant de précautions pour préserver l'homme contre la contagion, qu'il faut en prendre, de l'avis unanime, pour préserver la femme. Un tel souci n'est-il pas exagéré? Je crois, pour ma part, que les cas d'uréthrite contractée par l'homme au début du mariage sont en nombre tout à fait infimes, surtout si on prend pour terme de comparaison le nombre des contaminations de la femme par le mari. Je n'ai pas encore vu un seul malade qui ait pris un semblant de chaude-pisse pendant la lune de miel. Et pourtant, Dieu sait si les jeunes mariées, particulièrement dans les grandes villes, sont souvent atteintes de flueurs blanches et semblent ainsi dans les conditions voulues pour communiquer des blennorrhoïdes.

M. JULLIEN. — Notre collègue Guiard estime que je distingue trop facilement le gonocoque, soit par les cultures, soit par les colorations, et pour son compte interdirait le mariage aux porteurs de ces faux gonocoques, ayant quelque rapport avec le microbe de l'orchite. Mais en quoi ce dernier peut-il nous inquiéter dans l'espèce, et entrer en ligne de compte quand il s'agit de prévenir les dangers du mariage. Je n'imagine pas que l'on ait à redouter la transmission de l'orchite à la femme, et pour l'homme il ne sera ni plus ni moins exposé à l'action de ce pathogène, encore sujet, on me l'accordera, à quelques controversions.

Quant aux blennorrhoïdes, je maintiens ce que j'ai dit relativement à leur fréquence. Nos anciens les avaient bien vues. Ou, si j'admets que, ne connaissant pas le gonocoque, ils se soient trompés quelquefois, on ne peut soutenir qu'ils se sont toujours laissé abuser. Relisez sur ce point les admirables descriptions de Diday et des auteurs américains.

Au reste, il y a un fait, contre lequel on ne peut aller : beaucoup de jeunes gens viennent nous consulter pour des écoulements qui ne sont pas des chaudes-pisses, qui n'en possèdent pas les attributs cliniques, qui ne laissent pas déceler le microbe de Neisser, que ces malades soient mariés ou non, qu'ils fréquentent chez Pénélope ou chez Phryné, la chose importe peu, comment dénommerez-vous leur infirmité, si vous refusez de lui appliquer la dénomination de blennorrhoïde ?

Pour moi, j'ai dit que j'avais actuellement sous mes soins trois malades de ce genre ; deux furent contagionnés par une maîtresse de hasard, un troisième le fut dans son propre foyer, et son histoire est assez piquante pour que je vous la conte.

Il s'agit d'un jeune homme auquel je donnais des soins pour une syphilis arrivée vers la fin de la première année et moyennement sévère. Il m'avait interrogé sur l'époque à laquelle il devait reporter ses projets matrimoniaux et j'avais parlé de plusieurs années, stage qu'il paraissait subir sans trop de gêne, quand il dut accompagner une personne de sa famille chez l'abbé Kneipp, cet étrange novateur, qui attire actuellement en Bavière une si grande foule de valétudinaires de tout genre. Mon vérolé se laissa tenter par les pratiques de cette cure ; il marcha des semaines dans l'herbe humide de rosée et des ulcères lui vinrent aux pieds, sur quoi on lui conseilla de se réjouir car c'était, disait-on, par là qu'allait s'échapper non seulement le virus syphilitique, mais encore tout le mauvais mercure absorbé pour le combattre. Ce résultat obtenu, notre homme revient à Paris, enchanté, et n'a rien de plus pressé que de se fiancer. Les choses s'organisent, une date est fixée pour la célébration du mariage et... des plaques muqueuses apparaissent en belles poussées. On accourt chez moi, et on me met au courant de la situation.

Que faire ? Je veux empêcher le mariage ; mais on me répond, ce que l'on répond toujours en pareil cas : « Ne pas me marier à la date fixée ! mais, docteur, c'est impossible ; il faudrait un cataclysme, que je fusse mort ou estropié ! Non, ce que vous me demandez là, il n'y faut pas songer un instant. » C'est l'ordinaire ; on tient à notre avis, mais on le suit s'il est agréable et ne contrarie aucune velléité.

Ce qui est certain, c'est que le mariage eut lieu et que les jeunes époux filèrent vers le pays des voyages de noces, elle pleine d'illusions, et lui, très bien stylé par moi dans l'art des baisers inoffensifs et des ardeurs retenues. La réserve entra même tellement dans ses habitudes qu'un jour, se croyant parfaitement sain, il voulut tenter l'œuvre d'effraction, mais se découvrit à peu près impuissant, et m'écrivit pour me prier de lui dénouer l'aiguillette.

Ce ne fut que quatre mois après son mariage qu'il put, non sans difficulté, franchir la barre de l'hyménée, et quelle ne fut pas sa stupéfaction quand il s'aperçut qu'il avait gagné à l'opération un écoulement très caractérisé. « Docteur, vint-il me dire, je craignais bien de donner la vérole à ma femme, mais jamais je n'aurais soupçonné qu'elle m'eût donné la chaude-pisse. » Je lui prouvai sans peine qu'il n'en était rien ; l'écoulement était certes microbien, mais dépourvu de gonocoques, il n'autorisait pas le moindre soupçon sur la vertu de Madame. C'était une blennorrhoïde conjugale, que j'espère avoir prévenue pour l'avenir en indiquant des injections antiseptiques que Monsieur doit suggérer à sa compagne.

M. L. HIRTZ se montre très sceptique à l'endroit des affirmations des malades atteints d'uréthrite. Néanmoins, il a observé dernièrement un fait dont l'explication lui paraît fort embarrassante.

Deux jeunes gens passent la soirée avec une seule femme. Le premier, le plus jeune, qui n'avait jamais pratiqué le coït, a un rapport avec cette femme et contracte la blennorrhagie. Le second a également un rapport avec cette même femme environ une heure après et il n'a pas eu le moindre écoulement.

M. Hirtz se demande quelle explication on pourrait donner d'un fait semblable ?

M. Jullien fait remarquer que les faits de ce genre ne sont pas très rares. Tout homme qui a un rapport sexuel avec une femme atteinte de blennorrhagie n'est pas forcément contaminé.

Le premier jeune homme dont parle M. Hirtz avait, pour ainsi dire, « essuyé les murs », et peut-être, après le premier coït, la femme avait-elle pratiqué de larges ablutions qui avaient détergé son vagin.

M. Nitot demande à M. Jullien si l'homme et la femme dont il vient de parler avaient des gonocoques

M. Jullien répond qu'il a fait l'examen micrographique et qu'il n'a pas trouvé de gonocoques.

M. Morel-Lavallée demande à remettre à la prochaine séance la communication d'une observation intitulée : *Comment on peut donner la chaude-pisse sans l'avoir.*

Il pense que le gonocoque est à la blennorrhagie ce que le pneumocoque de Talamon est à la pneumonie, pas davantage, mais autant. Tandis que les uréthrites microbiennes *non gonococciques* sont simplement *capables* de se reproduire par contagion, les uréthrites *gonococciennes* sont d'une contagiosité que l'on peut admettre en pratique comme *constante et absolue.*

La présence des gonocoques dans les leucocytes, avec leur disposition stellaire, peut seule permettre d'affirmer la nature blennorhagique, c'est-à-dire gonococcique, d'un écoulement uréthral. Quand on croit voir ces micro-organismes uniquement à l'état libre ou dans les cellules épithéliales, la réaction argentique en 24 ou 48 heures, ou celle par le sublimé en 3 jours à 3 jours et demi, est nécessaire et les fait pulluler d'une façon certaine. Ces procédés réactifs, méthodiquement préconisés par M. Janet, n'ont jamais jusqu'ici failli entre les mains de M. Morel-Lavallée. Aussi, conclut-il qu'il y a lieu de modifier comme il suit le précepte prophylactique énoncé par M. Guiard : « Le mariage et le coït doivent être interdits à tout sujet porteur d'un suintement uréthral jusqu'à l'examen bactérioscopique du muco-pus et des filaments. Cet examen, s'il est négatif à première vue, devra être réitéré après la réaction thérapeutique par le nitrate d'argent ou le sublimé, dont le résultat négatif permettra *alors seulement* d'affirmer l'absence du gonocoque ».

La *possibilité* de l'infection de la femme par des uréthrites microbiennes *non gonococciques* pose d'ailleurs la question de savoir si la prohibition prophylactique *ne devrait pas être étendue plus loin*, ou du moins imposer des opérations périodiques de surveillance et d'antisepsie uréthrales : c'est là un point nouveau encore en dehors de la discussion.

M. Guiard. — Je ne veux relever dans les assertions émises par M. Morel-Lavallée que celles qui visent la valeur diagnostique des réactions thérapeutiques. Il soutient que, dans les cas douteux où l'on se demande s'il reste ou non des gonocoques, le nitrate d'argent ou le sublimé nous fournissent des renseignements rapides et infaillibles. S'il y a encore des gonocoques, ces médicaments provoqueraient sûrement dans l'espace de quelques heures ou de quelques jours leur repullulation.

Je me suis déjà élevé, dans la dernière séance, contre cette proposition. Elle est beaucoup trop absolue. Voici un cas où elle est manifestement en défaut.

Le 17 avril dernier, je recevais la visite d'un malade qui présentait depuis le 21 mars un écoulement subaigu et à peu près indolent, traité jusque là par la méthode antiphlogistique, puis par le cubèbe à dose convenable. Cependant l'écoulement était encore abondant. J'y constatai de nombreux gonocoques. Je commençai immédiatement le traitement par les grands lavages au permanganate de potasse au 1/5000 que je renouvelai tous les jours, pendant 11 jours, en augmentant progressivement les doses. Le résultat fut immédiatement très satisfaisant. Dès le 4e jour, il n'y avait plus d'écoulement et, pour préparer une lamelle, je devais recourir au raclage. Du 22 au 27 avril, je ne rencontrai plus aucun microbe. Mais, le 28, je revis des groupes très nets de gonocoques. La veille, le malade avait bu de la bière. Je remplaçai le permanganate par le nitrate au 1/5000. Le lendemain la guérison paraissait complète. Néanmoins je fis encore 4 lavages au nitrate d'argent avec 30 à 35 centigr. par litre, à 24 heures de distance. Le 3 mai, pour consolider la guérison, je fis usage du sublimé au 1/20.000. Le 8 mai, l'état se maintenait toujours aussi satisfaisant, je fis un dernier lavage, encore au sublimé. Ainsi donc, cinq lavages au nitrate d'argent et deux au sublimé n'avaient produit aucune repullulation de gonocoques, ce dont je m'étais assuré par l'examen microscopique à chaque visite du malade. Cependant, le 15 mai, je le revoyais ; son écoulement avait reparu depuis la veille. Il contenait des gonocoques au milieu d'autres microbes variés et nombreux. Je fis un lavage au sublimé. Le lendemain, tous ces microbes avaient disparu, sauf les gonocoques qui se présentaient avec leur disposition la plus caractéristique,

Vous voyez donc que l'absence de toute poussée gonococcienne immédiatement après l'emploi du nitrate d'argent ou du sublimé ne prouve pas que le canal n'en contienne plus. Les réactions thérapeutiques ne peuvent donc pas servir à trancher cette question de diagnostic. Elles ne permettent pas davantage, par cela même, de distinguer les vrais et les faux gonocoques.

J'ai recueilli, du reste, d'autres faits qui témoignent dans le même sens que le précédent. Mais celui que je vous ai rapporté se présente avec un ensemble de circonstances que je considère comme très nettement démonstratives.

M. Guinard reconnaît que la discussion actuelle est certainement fort intéressante, surtout au point de vue purement scientifique, mais elle le serait encore davantage, au point de vue pratique, si chacun exposait le mode de traitement qui lui semble le meilleur, d'après son expérience personnelle.

III

NOTE SUR LE TRAITEMENT DE LA BLENNORRHAGIE

A notre dernière séance, le Dr Delefosse avait exprimé, comme aujourd'hui M. Guinard, le désir que chacun de nous vînt présenter à la Société ses opinions personnelles sur le traitement de la blennorrhagie. Voici, pour ma part, ce que m'a appris une expérience déjà longue, puisqu'elle date de mon internat à l'hôpital du Midi en 1879, c'est-à-dire de près de 15 ans.

Jusqu'à ces derniers temps, jusqu'à l'apparition de la nouvelle méthode de traitement par les grands lavages au permanganate de potasse, je suis resté partisan résolu et à peu près exclusif du vieux traitement méthodique tel qu'il est si clairement et si magistralement exposé dans l'article Blennorrhagie du Dictionnaire de Jaccoud, article rédigé il y a près de 30 ans par le professeur A. Fournier. Il reproduisait en grande partie les idées de son maître Ricord et, depuis cette époque déjà lointaine, on peut dire que ce traitement est resté en quelque sorte l'apanage de l'école française et en particulier des médecins de l'hôpital du Midi, Mauriac, Horteloup, Simonnet, Humbert, etc., etc. C'est également lui que recommandent les maîtres lyonnais, Rollet, Diday, Doyon. Il consiste à faire couler tout d'abord en prescrivant des bains, des tisanes émollientes et un régime doux. Ce n'est qu'au bout de plusieurs semaines, quand la sécrétion devient moins abondante, et surtout moins épaisse, qu'on arrive à la médication suppressive représentée par les injections diverses et par les balsamiques. A l'étranger, au contraire, c'est à cette médication suppressive que, sauf de rares exceptions, on donne la préférence, dès le début de la maladie. Les traités récents de Zeissl et de Furbringer, justement estimés en Allemagne, en fournissent la preuve. Ils recommandent, sauf dans le cas d'une extrême acuité, le traitement d'emblée par les injections. Un certain nombre d'auteurs français et en particulier notre collègue Jullien, dont la haute compétence est bien connue de vous, partagent les mêmes opinions. Les faits que j'ai observés ne me permettent cependant pas d'être de leur avis. Je donne sans hésiter la préférence à notre vieille méthode française qui veut qu'on aborde le traitement de la blennorrhagie par les moyens antiphlogistiques, et c'est à elle que je reviendrai encore dans l'avenir, toutes les fois que le traitement nouveau par le permanganate de potasse restera au-dessous des brillantes promesses qu'il donne à l'heure actuelle ou qu'il ne pourra être appliqué pour un motif quelconque.

Pourquoi cette préférence ? Elle est uniquement basée sur l'observation d'un certain nombre de faits dans lesquels la méthode suppressive d'emblée, suivie pendant de longs mois par les malades, n'a réussi qu'à leur procurer la disparition provisoire, jamais définitive de l'écoulement. Soumis au traitement antiphlogistique, même à cette période tardive, ces malades voient souvent leur écoulement revenir plus ou moins abondant et parcourir tout le cycle de la blennorrhagie aiguë ordinaire. Je vous en ai rapporté, dans la dernière séance, un cas fort intéressant dans lequel un de nos spécialistes réputés avait permis le mariage à un moment où les balsamiques et les injections, employés depuis six mois, avaient donné les apparences de la guérison. Mais cette guérison était si peu réelle que les bains et la tisane au bicarbonate de soude ramenaient en deux jours un écoulement suraigu. Si c'était là un fait unique ou exceptionnel, il n'y aurait pas lieu d'en tenir grand compte. C'est, au contraire, un fait assez fréquent que j'ai, pour ma part, observé un grand nombre de fois.—Et ces cas où le traitement suppressif employé prématurément a donné ainsi les apparences de la guérison, sans réussir complètement, sont encore les plus favorables. Il arrive souvent qu'ils ne peuvent même pas procurer cette atténuation momentanée des symptômes et paraissent augmenter les douleurs.

Quand le gonocoque a pris possession d'un canal, il semble qu'il y trouve un stock de provisions qu'il doit nécessairement épuiser avant que la guérison puisse être obtenue. Si on favorise sa pullulation par les moyens que l'expérience a consacrés et dont l'ensemble constitue le traitement dit antiphlogistique, on fait en sorte que ces provisions durent le moins possible. Le terrain s'épuise et un moment arrive, sans trop tarder heureusement, où le parasite offre une tendance naturelle à décroître et à disparaître. Il se passe là quelque chose de comparable à ce qui a lieu pour nombre d'autres maladies infectieuses, les fièvres éruptives par exemple ou la fièvre typhoïde, avec cette différence toutefois que le microbe de la blennorrhagie, après sa période de luxuriant épanouissement, conserve encore la vie dure et ne demande qu'à s'installer dans l'urèthre, à y prendre droit de domicile en conservant indéfiniment des allures désormais effacées et sournoises. Il n'est donc pas prudent de le laisser mourir de sa bonne mort. C'est le moment où s'opère ce changement dans son évolution qu'il faut choisir pour mettre en œuvre la méthode suppressive. Les balsamiques et les injections, plus ou moins impuissants au début, peuvent alors exercer une action décisive et porter le coup de grâce à l'ennemi défaillant. Mais, au contraire, si l'on s'acharne à le terrasser dès le commencement, quand il est encore en pleine vigueur, c'est tout au plus si on parvient à modérer son développement. On l'enchaîne, sans le faire périr. Il conserve en lui, bien que dissimulée, toute sa vitalité et le canal lui garde presque intactes toutes les réserves qu'on l'empêche de consommer. Bref, un jour ou l'autre, quand on se lasse de soutenir contre lui une lutte incessante, il reprend sa liberté et se remet à suivre les phases ordinaires de son existence, moins bruyamment peut-être, mais aussi sûrement et plus lentement, ce qui est loin d'être un avantage.

En d'autres termes, et pour parler sans métaphores, l'observation clinique a depuis longtemps démontré que la blennorrhagie est en général d'autant plus courte, d'autant plus facile à guérir, qu'elle est plus aiguë et qu'on l'aide à parcourir plus librement les premières étapes de son évolution.

Sans doute la méthode suppressive d'emblée par les balsamiques et les injections soit séparés, soit combinés, n'échoue pas toujours aussi complètement que je l'ai dit. Sans cela il n'y aurait aucun médecin expérimenté pour la défendre. J'ai vu, moi aussi, la guérison, une guérison rapide, complète et définitive être obtenue par ces traitements. Mais ce sont là des faits que je considère comme faisant exception à la règle, et je me demande s'il s'agissait bien alors de vraies blennorrhagies à gonocoques et non de ces uréthrites microbiennes, non gonococciennes et de faible intensité que l'on peut contracter dans les rapports vénériens. D'ailleurs, même dans ces cas, on se tromperait étrangement si on se flattait d'obtenir à coup sûr, par ces moyens, une cure prompte et radicale. Je viens de guérir par la méthode antiphlogistique un jeune médecin atteint depuis trois mois d'une uréthrite qualifiée par des confrères d'uréthrite arthritique. J'avais constaté dans l'écoulement et dans les filaments les diplocoques en bâtonnets dont j'ai précédemment parlé, diplocoques que j'ai retrouvés du reste dans la sécrétion utérine de la maîtresse du malade. Dès le début, on avait eu recours aux balsamiques et aux injections astringentes et le patient n'était pas encore débarrassé au bout de 3 mois. Dans les uréthrites à gonocoques, la guérison est encore plus difficile à obtenir par ce traitement. C'est par centaines que je pourrais compter aujourd'hui les malades qui m'ont été adressés pour des écoulements chroniques rebelles à la médication suppressive, et que je suis parvenu à débarrasser en les soumettant d'abord au traitement antiphlogistique.

Je me résume et je précise en disant que le traitement de choix en présence d'une blennorrhagie aiguë confirmée consiste, suivant moi, à commencer par la médication suivante :

Prendre un grand bain de 3/4 d'heure à 1 heure de durée tous les jours ou au moins tous les deux jours.

Boire entre les repas et à intervalles à peu près réguliers 5 ou 6 grands verres de tisane d'orge, ou de graine de lin ou simplement à la rigueur d'eau ordinaire sucrée avec un sirop non alcoolique. Dans chaque verre on aura fait fondre une pincée de l'un des paquets suivants en s'arrangeant de manière à épuiser chaque paquet en 24 heures.

Bicarbonate de soude............... 6 à 8 gr.

Pour un paquet. En faire 15 ou 20.

S'abstenir de vin pur, de bière, de liqueurs fortes, de café, d'épices, de gros gibier, de gros poissons de mer, de crustacés, d'asperges.

Eviter les fatigues physiques exagérées et les veilles prolongées, ainsi que toutes les causes d'excitation vénérienne.

Porter un suspensoir.

Laver plusieurs fois par jour la verge, le gland et le prépuce et surtout bien prendre garde de ne pas porter aux yeux par inadvertance les doigts souillés de pus.

Au bout de 15 jours à 3 semaines, quand l'écoulement a changé de caractères, qu'il est devenu à la fois moins épais et moins abondant, qu'il commence à filer entre les doigts, que les mictions et les érections nocturnes ne sont presque plus douloureuses, j'institue la médication suppressive. Je recommande de :

Cesser les bains et les tisanes et ne plus boire que le strict nécessaire.

Prendre au voisinage de chacun des trois repas et le soir en se couchant, 2 ou 3 capsules balsamiques, soit au copahu, soit à l'extrait hydro-alcoolique éthéré de cubèbe, soit à l'essence de santal citrin, dosées chacune à 40 centigrammes.

Continuer d'observer le régime et l'hygiène précédemment prescrits.

Très peu de temps après ce changement de traitement, on observe, dans l'immense majorité des cas, une nouvelle modification très favorable dans les symptômes. L'écoulement diminue rapidement et, en insistant, on peut arriver, sans aucun traitement local, à la guérison complète. Cependant, j'ai pour habitude de conseiller du 4e au 8e jour de cette nouvelle médication des injections astringentes, soit au sulfate de zinc au 1/200e, soit aux trois sulfates, soit l'émulsion bien connue de Ricord. On n'a d'ailleurs que l'embarras du choix au milieu des innombrables préparations qui ont été préconisées, mais parmi lesquelles aucune ne me paraît posséder une incontestable supériorité.

Il m'arrive souvent de remplacer la médication astringente par les instillations au nitrate d'argent qui, dans ces conditions, jouissent d'une très remarquable efficacité. Imaginées il y a 25 ans par le professeur Guyon, ces instillations ont constitué, à mon avis, un grand progrès sur les modes d'emploi antérieurs du nitrate d'argent et en particulier sur le porte-caustique de Lallemand. Elles permettent, en effet, de localiser l'action du médicament, de le porter avec précision soit dans le cul-de-sac du bulbe, soit dans l'urèthre postérieur, et d'en mesurer les doses aussi rigoureusement qu'on le désire. Aussi sont-elles absolument inoffensives. Elles ont d'ailleurs suffisamment fait leurs preuves et, si elles ne réussissent pas dans tous les cas, il faut bien reconnaître que là où elles échouent, employées en temps opportun, on voit échouer également la plupart des autres procédés de traitement. Et, au contraire, quand tout le reste a échoué, on trouve encore, dans les instillations, une dernière ressource, extrêmement précieuse, qui souvent conduit au succès.

Lorsque les malades, au lieu de m'arriver dans les périodes plus ou moins proches du début, ne viennent à moi que lorsque l'état chronique est déjà nettement constitué, j'ai l'habitude, ainsi que mon maître, M. Mauriac, de recommencer le traitement absolument comme s'il s'agissait d'un cas récent. Cependant, si les malades ont suspendu depuis longtemps toute espèce de traitement et si, néanmoins, ils n'ont que la goutte matinale et des filaments dans le premier jet, il m'arrive souvent de recourir d'emblée aux instillations argentiques. Mais alors, je les fais toujours en même temps dans les deux portions anté et rétrosphinctériennes de l'urèthre, aucun signe ne permettant, à mon avis, d'affirmer sans réserve l'intégrité absolue de l'urèthre postérieur. Dans la majorité des cas, j'obtiens des résultats excellents. Les instillations au sulfate de cuivre au 1/20e, recommandées également par le professeur Guyon, méritent aussi d'être utilisées dans les mêmes circonstances.

Mais il y a des cas rebelles, et ils sont malheureusement en nombre trop considérable. C'est alors que se pose une importante question de diagnostic. Il s'agit de savoir si l'insuffisance du traitement n'est pas due à ce que l'ennemi qu'on veut détruire échappe à nos moyens d'action. L'agent pathogène peut, en effet, s'être réfugié dans les conduits glandulaires et dans les glandes elles-mêmes où ne peuvent pénétrer les liquides déposés dans le canal. Ces glandes existent non seulement dans la région prostatique, mais encore, ainsi que Sappey l'a définitivement établi, dans toute l'étendue de l'urèthre antérieur. Le corps des glandes n'est pas situé dans le stroma de la muqueuse, mais bien dans l'épaisseur de la couche musculeuse qui l'entoure. Comment savoir si l'inflammation y a pénétré, s'il y a uréthrite glandulaire ? Rien n'est plus simple. Il suffit, après avoir eu la précaution de faire uriner le malade, de pratiquer le cathétérisme avec une bougie conique olivaire un peu volumineuse, n° 21 à 24 par exemple. Lorsqu'on retire l'instrument, il arrive de deux choses l'une : Ou bien on voit une goutte épaisse, purulente, sortir du canal, derrière la bougie ; ou bien rien de semblable ne se produit, l'urèthre reste aussi sec après qu'avant, ou c'est à peine s'il vient une gouttelette séreuse, un peu trouble, non pathologique, ayant sans doute son origine dans la région prostatique. Dans le premier cas, je dis que la goutte purulente ne peut s'être formée dans la lumière même du canal, puisqu'il vient à l'instant d'être lavé par le passage de l'urine, mais qu'elle provient des culs-de-sac glandulaires. L'introduction d'une grosse bougie a, en effet, pour résultat immédiat de provoquer la révolte contre ce corps étranger de tout ce que l'urèthre contient de contractile, par conséquent de cette couche musculeuse qui entoure la muqueuse et dans laquelle sont plongées les glandes. Cette contraction persiste après la cause qui l'a fait naître, comme c'est le propre pour les fibres musculaires lisses et elle s'exerce précisément d'une façon immédiate sur les glandes dont elle exprime le contenu. Celui-ci s'échappe par la seule voie qui lui soit ouverte, c'est-à-dire par les conduits glandulaires, puis par l'urèthre lui-même jusqu'au méat.

L'expérience bien simple dont je viens de parler permet, comme on le voit, de reconnaître la localisation glandulaire de l'uréthrite. Cette localisation sur laquelle j'avais insisté dès l'année 1884 (1), dans un mémoire sur les uréthrites latentes et glandulaires, a été depuis matériellement démontrée par les recherches histologiques des Drs Hallé et Wassermann (2), faites dans le laboratoire du professeur Guyon à l'hôpital Necker. Ces auteurs ont presque toujours constaté les lésions glandulaires dans les canaux rétrécis. Ils ont vu les glandes remplies d'épithélium proliféré et entourées d'un anneau serré de petites cellules embryonnaires, disposées en couches d'inégale épaisseur. Il y avait donc, non seulement glandulite mais périglandulite. Mes vues théoriques sur l'existence de l'uréthrite glandulaire et son rôle dans la production des rétrécissements, ont ainsi reçu pleine confirmation.

Certains de mes amis m'ont objecté cependant que la goutte obtenue après le passage d'une bougie n'était autre chose que de l'huile émulsionnée. C'est une objection qui a sa raison d'être. La goutte, en effet, n'est pas aussi fréquemment obtenue quand la bougie est enduite de glycérine. Mais je l'ai observée également dans ces conditions. Je l'ai même examinée au microscope et j'y ai trouvé non seulement des globules de pus, mais aussi divers microbes. Je dois dire toutefois que j'ai été plusieurs fois surpris de ne trouver qu'une faible proportion de leucocytes dans des gouttes épaisses, d'aspect caséeux, ainsi obtenues et où je m'attendais à en trouver en grande quantité.

Cette notion de la localisation glandulaire de l'uréthrite peut-elle être utilisée au point de vue du traitement ? Cela ne me paraît pas douteux. N'est-ce pas un grand principe de chirurgie que la nécessité d'évacuer le contenu de toute cavité qui suppure, grande ou petite ? Souvent il n'en faut pas davantage pour la guérir. Mais souvent aussi la cavité une fois vidée se remplit de nouveau

(1) Guiard. Uréthrites latentes et glandulaires. (*Annales des mal. des org. gén. ur.*, février 1884.)

(2) N. Hallé et Wassermann. Contribution à l'anatomie pathologique des rétrécissements de l'urèthre. (*Annales*, 1891, p. 143.)

et il devient nécessaire d'en modifier la surface interne. Eh bien ! c'est par le passage de la bougie et en vertu du mécanisme que j'ai indiqué que l'on a le plus de chances de vider les glandes. Et il est de fait qu'on a plus d'une fois obtenu la guérison d'uréthrites rebelles par le simple passage empirique d'une bougie, alors même qu'il n'y avait aucune apparence de rétrécissement. Quant à faire pénétrer dans les glandes un liquide modificateur, ce n'est certes pas chose facile et on ne peut jamais avoir la certitude d'y parvenir. Mais on se placera dans de meilleures conditions pour y arriver si les glandes ont été préalablement évacuées et si le liquide est injecté ensuite en quantité assez considérable pour être soumis à une certaine pression. Les grands lavages avec l'appareil à douches d'Esmarch représentent incontestablement le meilleur moyen de remplir ce programme.

Ce n'est pas tout. Il y a encore une autre localisation qu'il peut être utile de rechercher, d'autant plus qu'elle est souvent latente et ne se présente pas d'elle-même à l'observateur, c'est celle qui se fait dans l'utricule et dans les glandes prostatiques. La bougie ne sert pas à grand'chose pour ce diagnostic, parce qu'elle est peu serrée dans cette portion de l'urèthre qui est de beaucoup la plus large. Mais le toucher rectal et l'expression, le massage de la paroi antérieure du rectum jusqu'au-dessus de la prostate conduisent à des résultats parfaitement concluants, si l'on a d'ailleurs eu soin de faire uriner complètement le malade avant l'expérience. Lorsqu'elle doit être positive, on voit, sous l'influence des manœuvres indiquées, un liquide plus ou moins épais sortir immédiatement du canal ; ensuite, quand on fait uriner de nouveau, on recueille quelques grammes d'un liquide trouble dans lequel nagent des grumeaux plus ou moins épais et abondants, et qui contrastent avec l'urine précédemment émise. Il ne s'agit donc pas du liquide normal de la prostate dont le mélange à l'urine donnerait seulement une légère teinte opaline sans aucune masse solide en suspension. Il ne s'agit pas davantage d'une prostatite parenchymateuse, car il n'y a ni douleur à la pression, ni déformation, ni augmentation de volume de l'organe. C'est tout simplement de la prostatite glandulaire. Lorsqu'on a reconnu cette localisation des lésions, il va de soi que le meilleur traitement consiste à répéter régulièrement l'évacuation des cavités de la glande par les manœuvres qui ont servi au diagnostic et à procéder ensuite aux grands lavages avec telle ou telle solution modificatrice que l'on juge convenable. Le plus ordinairement, c'est au sublimé ou au nitrate d'argent qu'il convient de donner la préférence.

Tels sont les divers traitements qui m'ont paru les plus efficaces pour combattre l'uréthrite blennorrhagique à ses diverses périodes. Mais je me garderai bien de dire qu'ils représentent l'idéal. Il sera notamment toujours très pénible et désagréable pour les malades de se soumettre pendant plusieurs semaines à une médication qui, loin de diminuer l'écoulement, le favorise. J'ajouterai même volontiers qu'il me paraît humiliant pour le médecin de ne pouvoir rien faire de mieux, d'autant plus que ce traitement ouvre souvent la porte à diverses complications (orchite, cystite, etc.)

Aussi n'ai-je aucune peine à comprendre avec quelle persistance on s'est depuis longtemps efforcé d'arrêter la maladie dès son apparition, de faire du traitement abortif. Il y a plus d'un demi-siècle que Debeney et Ricord ont prôné l'abortion par les injections relativement fortes de nitrate d'argent, pratiquées dans les 24 premières heures, et Diday, de Lyon, tout récemment encore, dans une leçon faite à l'hôpital Saint-Louis, dans le service du professeur Fournier, en vantait avec enthousiasme les excellents effets. Nos collègues Malécot et Jullien se sont montrés également partisans chaleureux de cette méthode. Je dois dire qu'elle est moins en vogue à l'étranger. Zeissl et Fürbringer la condamnent sans réserve. Quant à moi, j'y ai eu recours un certain nombre de fois, en ayant soin de me placer dans les conditions voulues pour réussir, c'est-à-dire en n'appliquant jamais le traitement que dans les premières heures de la maladie. J'ai employé des solutions au 1/100, au 1/50, au 1/25 et toujours avec le même insuccès. La dernière fois, j'ai provoqué une rétention d'urine complète qui a persisté pendant 15 jours. Une seule fois j'ai obtenu la guérison en 5 jours, mais il s'agissait d'un malade qui avait une poussée aiguë au cours d'une uréthrite chronique. Il s'agissait par conséquent d'un cas tout particulier où il n'est pas certain, l'examen microscopique n'ayant pas été pratiqué, qu'il y eût encore des gonocoques. Il résulte de là que je suis devenu absolument hostile à ce procédé d'abortion et que je me fais un devoir d'en détourner mes malades.

Heureusement une nouvelle méthode a pris naissance depuis l'année dernière, c'est celle des grands lavages au permanganate de potasse. Conseillés d'abord, je crois, par Reverdin, ils ont été expérimentés sur une large échelle, à l'hôpital Necker, par le Dr Janet dans le service du professeur Guyon, et ils ont donné les résultats les plus encourageants. Je les ai appliqués, ainsi que notre collègue Jamin, un grand nombre de fois, depuis quelques mois, et nous n'avons eu qu'à nous en féliciter.

Le Dr Janet conseille de faire 3 lavages le premier jour à 5 heures de distance, puis 2 les jours suivants. Le premier lavage est au 1/2000, le second au 1/1500, le 3e au 1/1000, les autres au 1/2000. Il a obtenu la guérison complète en moins de huit jours, dans cinq cas (1). Malheureusement, ainsi conduit, ce traitement est pres-

(1) Janet. Diagnostic et traitement de l'uréthrite blennorrhagique. *Annales des mal. des org. gén.-ur.*, juin 1892, page 455 et suiv.

que toujours extrêmement douloureux et peu de malades ont le courage de s'y soumettre. D'ailleurs, le médecin est souvent dans l'impossibilité matérielle de se tenir 3 fois ou même seulement 2 fois par jour à la disposition de ses clients.

Le Dr Reverdin procède autrement. Il se sert de solutions beaucoup plus faibles, au 1/5000e et même moins fortes suivant la tolérance du canal, mais à une température de 45°. Il fait pénétrer le liquide par la pression atmosphérique, en le conduisant jusqu'à une certaine profondeur dans l'urèthre au moyen d'une sonde non graissée. Il répète les lavages une ou deux fois par jour. La guérison serait généralement obtenue en 15 jours.

Je me suis rapproché du modus faciendi de Reverdin plutôt que de celui de Janet, sous le double rapport du titre et de la température de la solution. Quant au nombre des lavages, je n'en fais généralement qu'un seul par 24 heures. Il est cependant bon de faire en sorte de ne laisser guère plus de 20 heures entre deux lavages successifs. Je me sers d'un appareil à douches d'Esmarch et j'emploie un litre de liquide par séance.

Lorsque le malade se présente dès les premiers jours de sa blennorrhagie, et qu'il est par conséquent très probable que l'urèthre postérieur n'est pas encore infecté, je me borne à pratiquer l'injection dans l'urèthre antérieur. Dans ce but, je me sers d'une sonde très petite, n° 10 ou 11, dont l'introduction jusqu'au sphincter est moins pénible, et qui laisse plus d'espace entre elle et le canal pour le facile reflux du liquide. Pendant qu'il s'écoule, j'exerce des pressions répétées sur le gland, le plus près possible du méat, de manière à produire une certaine distension de l'urèthre antérieur qui me paraît favoriser l'imprégnation aussi profonde que possible de la muqueuse malade par la solution médicamenteuse. Ainsi appliqué, le traitement est généralement très facile à supporter. Mais, pour peu que mon malade soit impressionnable, je trouve grand avantage à faire précéder le lavage par une instillation cocaïnée.

Quand les malades ne se présentent plus dès le début, mais à une période plus ou moins avancée, l'indication du permanganate de potasse, contrairement à ce qui a lieu pour le traitement abortif par le nitrate d'argent, est tout aussi formelle qu'à la première heure. Je dirai même qu'il réussit alors beaucoup plus vite et plus sûrement, ce qui n'est pas l'un des moindres avantages de la nouvelle méthode. Mais alors il me paraît nécessaire d'agir en même temps sur les deux parties de l'urèthre, car il n'existe, à mon avis, je le répète, aucun signe absolument certain de l'intégrité de l'urèthre postérieur. Je fais donc pénétrer le liquide jusque dans la vessie. Pour cela, j'évite autant que possible d'employer la sonde. Je me borne à introduire la canule en verre dans le méat et à les maintenir adaptés l'une à l'autre, avec la main, aussi hermétiquement que possible. Le liquide soumis à une pression d'un mètre cinquante à un mètre quatre-vingts, commence par distendre l'urèthre antérieur, mais est ordinairement arrêté par la contraction du sphincter qui résiste. Cette résistance est très variable suivant les malades. Quelquefois elle est faible et de courte durée : la main qui saisit la verge et la fixe sur la canule, sent bientôt un léger frémissement qui traduit la pénétration du liquide dans la vessie. Mais plus souvent, la résistance du sphincter est difficile à vaincre. Il faut attendre plusieurs minutes pour qu'il se fatigue et cède sous la pression prolongée de la colonne liquide. Cette pression est souvent très péniblement supportée par les malades. Alors même qu'elle ne s'accompagne pas d'une douleur plus ou moins vive, elle peut donner lieu à un malaise général, allant parfois jusqu'à la défaillance. Mais ce n'est là qu'une impression passagère qui ne tarde pas à disparaître et ne doit en aucune façon empêcher de continuer. Elle se produit moins quand le malade est couché, que lorsqu'il reçoit le lavage dans la position verticale. Cependant, c'est cette dernière que je préfère, parce qu'il est ainsi plus facile au patient d'uriner quand sa vessie est pleine, et plus facile à l'opérateur de comprimer le gland pendant la sortie du liquide afin de distendre l'urèthre dans toute son étendue. Quand le sphincter a cédé, la douleur cesse presque immédiatement, et le liquide pénètre dans la vessie. L'opérateur le sent entrer aussi bien que le malade. Mais de temps en temps le sphincter est pris de contractions rhytmiques involontaires qui interrompent momentanément la pénétration. Peu à peu, cependant, la vessie arrive à se remplir. Alors on laisse uriner le malade. Le liquide employé sert donc deux fois, à l'entrée d'abord, puis à la sortie. Et l'injection de sortie n'est pas la moins utile, car le liquide est chassé avec violence, il produit ainsi un balayage énergique et, d'ailleurs, si on interrompt de temps en temps sa sortie, en comprimant le canal, on favorise très utilement et sans aucun danger la diffusion du médicament dans tous les replis et anfractuosités du canal, particulièrement dans les diverticules de l'urèthre postérieur si difficiles à atteindre, peut-être même dans les foramina des conduits glandulaires de la région pénienne. La vessie vidée, on recommence jusqu'à ce que tout le liquide préparé soit épuisé. Il va sans dire que si la cocaïne est utile pour le simple lavage de l'urèthre antérieur, à plus forte raison, peut-elle rendre de grands services pour le lavage uréthro-vésical.

Les effets immédiats d'un semblable traitement consistent en une cuisson plus ou moins vive portant sur les régions touchées par le liquide et, quand il a pénétré dans la vessie, en besoins fréquents d'uriner. Ces sensations ne se prolongent guère plus de 2 heures et ne sont d'ailleurs pas très pénibles, à condition de n'employer pour commencer que des solutions au 1/5000°. On peut ensuite augmenter progressivement les doses, et arriver jusqu'à des solutions au 1/2000°, ce qui offre en général peu d'inconvénients, car la sensibilité du canal va peu à peu en diminuant.

J'ai vu toutefois des malades qui, sous l'influence de solutions un peu fortes, présentaient une menace de cystite et du saignement vésical et uréthral. La cuisson s'accompagne d'une sécrétion séreuse plus ou moins abondante. Sur un de mes malades, cette sécrétion, sous l'influence d'une dose un peu plus forte, s'est montrée extraordinairement visqueuse et a même donné lieu à l'expulsion d'espèces de vers blanchâtres qui n'étaient autre chose que du mucus épaissi. Chose curieuse, dans ce cas, les gonocoques que j'avais toujours rencontrés jusqu'alors ont complètement disparu à partir de ce moment.

A la douleur et à la sécrétion séreuse provoquées par le permanganate, ne voit-on jamais s'ajouter d'autres inconvénients? Ne peut-il pas survenir, par exemple, de véritables complications? Je n'en ai pas encore observé, pour ma part, au cours même du traitement. Mais dans les premiers temps, lorsque je soumettais d'emblée mes malades à deux lavages par jour avec une solution au 1/2000ᵉ, que je considère aujourd'hui comme beaucoup trop forte, j'ai vu un jeune homme qui, jusqu'au traitement par les lavages, avait absorbé des balsamiques à haute dose, être pris après chaque séance d'un ténesme vésical assez pénible pour obliger à suspendre le traitement : trois jours après, une orchite se déclarait. Le docteur Janet m'a dit avoir observé, de son côté, deux cas d'orchite survenus, lorsque les lavages étaient commencés au cours du traitement par les balsamiques. Aussi a-t-il grande répugnance à les pratiquer dans ces conditions. Je suis cependant porté à croire que ce ne sont pas les balsamiques qu'il faut accuser. Peut-être même administrés dès le début, seraient-ils de nature, en diminuant les phénomènes inflammatoires, à faciliter les lavages. Mais je n'ai pas encore essayé cette combinaison de traitement, et j'ignore ce qu'elle peut valoir.

Mais quelle action les lavages au permanganate ont-ils sur le gonocoque? C'est là surtout la question qui nous intéresse. Il y a des années qu'on prétend de tous côtés que les découvertes microbiennes n'ont conduit encore à aucune application thérapeutique immédiate, non seulement pour le plus grand nombre des maladies infectieuses, mais encore pour la blennorrhagie elle-même. Voyons ce que nous apprend à cet égard l'observation clinique et bactériologique.

Lorsqu'on a l'occasion d'examiner les malades 8 à 10 heures après les premières injections on constate que l'écoulement a considérablement diminué, quelquefois même complètement disparu. Dans l'un ou l'autre cas, l'examen microscopique, soit de la goutte, soit du raclage, ne permet plus de reconnaître de gonocoques. Mais à mesure que les heures s'écoulent, on les voit reparaître, d'abord rares, puis de plus en plus abondants. L'écoulement suit une marche parallèle et ne tarde pas à revenir avec toute son intensité. Aussi importe-t-il de ne pas attendre trop longtemps avant de procéder à un nouveau lavage, si l'on veut éviter que la lutte soit entièrement à recommencer. J'ai vu dans certains cas, peu communs il est vrai, les gonocoques disparaître définitivement après un seul lavage. Le plus souvent, au contraire, j'en retrouve, mais de plus en plus rares, jusqu'au 8e ou 10e jour. Dans deux cas où je les ai vus résister au delà du 12e jour, j'ai remplacé le permanganate de potasse par le nitrate d'argent au 1/5000e ou le sublimé au 1/20000e et ils ont aussitôt disparu. Il serait toutefois bien téméraire d'affirmer qu'il n'y en a plus lorsqu'on cesse d'en apercevoir. Il est d'une sagesse élémentaire, en tout cas, de continuer encore le traitement pendant un certain nombre de jours en espaçant progressivement les séances.

Jusqu'à présent, quand la maladie avait été prise dès les premiers jours, j'ai obtenu la guérison complète et durable, dans les cas les plus favorables, en une dizaine de jours ; dans les plus mauvais, en trois semaines. Les gonocoques résistent d'ailleurs, d'autant moins longtemps que la maladie est plus ancienne, c'est-à-dire que le terrain uréthral est plus épuisé. C'est dans ces circonstances qu'on peut quelquefois en venir à bout avec un seul lavage.

On peut alors se trouver en présence d'un écoulement qui persiste et dans lequel on ne trouve plus de gonocoques, mais divers autres microbes. C'est, du reste, ce qui est habituel pour un grand nombre d'uréthrites chroniques non traitées jusque-là par le permanganate de potasse. Dans ces cas, les grands lavages au sublimé au 1/20000e ou au nitrate d'argent au 1/5000e trouvent leurs indications. On peut les renouveler tous les jours, ou seulement tous les deux jours en augmentant progressivement le titre de la solution, jusqu'au 1/10000e pour le sublimé et jusqu'au 1/1000e pour le nitrate d'argent. Il m'a semblé que ces grands lavages étaient quelquefois supérieurs aux instillations, car ils m'ont permis de débarrasser certains malades qui, depuis longtemps, avaient épuisé tous les moyens ordinaires de traitement, y compris les instillations.

Mais, de toutes les uréthrites, celles qui me paraissent le plus difficiles à soigner, celles qui semblent défier le plus toutes les médications locales et tous les balsamiques, ce sont celles où on ne trouve aucune espèce de microbes. Peut-être est-ce parce que la véritable cause est alors représentée par un état diathésique que ces agents locaux ne peuvent modifier en aucune façon. Il est souvent, d'ailleurs, extrêmement difficile ou impossible d'affirmer, avec preuves à l'appui, quel est au juste cet état diathésique et de quelle thérapeutique il est justiciable.

Quoi qu'il en soit, d'après tout ce qui précède, je me crois autorisé à penser que nous sommes en possession d'une nouvelle méthode de traitement de la blennorrhagie, méritant d'être prise en très sérieuse considération. Mais il ne faut pas oublier qu'il s'agit d'une méthode trop récente pour avoir complètement fait ses preuves. Le nombre des malades que j'ai traités ainsi ne dépasse pas à l'heure actuelle une trentaine, et ce chiffre est loin d'être suffisant pour permettre de porter un jugement définitif. Tels qu'ils sont pourtant, les résultats me paraissent encourageants et sont, à mon avis, de nature à tenter malades et médecins.

M. Isch-Wall. — J'ai eu, par suite de circonstances particulières, l'occasion de soigner un grand nombre de chaude-pisses et, je dois le dire, je n'ai jamais cherché des finesses dans cette maladie : j'ai considéré tous les écoulements uréthraux comme blennorrhagiques, sauf, bien entendu, ceux liés à quelque affection spéciale comme la tuberculose génito-urinaire.

Je n'ai pas cherché les gonocoques, vrais ou faux, non plus que les autres microbes, et j'ai conscience de m'être rarement trompé dans mon diagnostic. Quand un jeune homme a un écoulement purulent, verdâtre, je crois qu'il n'y a guère de doute sur sa nature, et ce sont surtout des jeunes gens, des étudiants, que j'ai soignés.

J'ai cherché dans l'arsenal thérapeutique un antiseptique sûr pour la destruction du gonocoque et, bien souvent, j'ai cru l'avoir trouvé. Lorsqu'on a commencé à se servir de la résorcine, je m'en suis emparé et dès la première application que j'en fis, j'eus un succès étonnant. Je crus le spécifique trouvé, et toutes les chaude-pisses que je vis pendant quelque temps furent soumises à ces injections. J'eus quelques résultats passables et beaucoup d'échecs. Souvent j'éprouvai la même joie suivie des mêmes déceptions : l'aristol, la quinine, l'iodoforme, la créoline, la pyridine, les salicylates de bismuth et de mercure, l'ergotine, etc., etc., furent mis ainsi à contribution.

Chacune de ces substances me donna des succès et des revers, et, j'en arrivai à cette notion que chaque urèthre était sensible à un antiseptique particulier. J'eus d'ailleurs la preuve de ces sensibilités individuelles : plusieurs de mes malades tombèrent plusieurs fois sous ma coupe pour des blennorrhagies répétées ; à chacun je demandai la dernière ordonnance que je lui avais faite lors de sa précédente chaude-pisse. C'est ainsi que, reprenant la formule curatrice, je guéris rapidement tel de mes malades avec la quinine, tel autre avec la créoline, suivant que l'un ou l'autre de ces médicaments avait eu raison de la gonorrhée que j'avais soignée antérieurement.

Je connais maintenant l'urèthre d'un vétérinaire que la résorcine guérit très promptement, celui d'un avoué que la quinine rend à la santé, celui d'un de mes amis dont la cocaïne tarit la suppuration. Je pourrais aisément multiplier ces exemples.

Lorsqu'un malade vient me consulter pour la première fois, maintenant, je lui tiens un petit discours dans lequel je lui annonce que je connais cent remèdes efficaces contre la blennorrhagie, mais que chacun de ces remèdes ne guérit que certaines personnes ; j'ajoute en ce qui le concerne que, peut-être, la première drogue que j'emploierai le guérira, mais que, peut-être aussi, ce sera la centième. Il va de soi que j'exagère en ce moment ma pensée, mais il n'en est pas moins vrai que je suis toujours embarrassé, lors de la prescription du premier antiseptique pour un nouveau malade.

Pour mettre un terme à mon indécision, j'avais eu recours à un certain moment à un remède que j'avais appelé la *thériaque uréthrale antiseptique*, remède dans lequel entraient de l'ichtyol, de la cocaïne, de la quinine, de la résorcine, etc., etc. Je me disais qu'en mélangeant un grand nombre de ces substances injectables, je rencontrerais plus vite la bonne. Hélas ! j'eus encore là des déceptions.

Lorsque l'on vanta les grandes irrigations uréthrales au permanganate de potasse, j'y eus recours sans plus de succès, bien que là encore j'aie successivement essayé de substituer au permanganate divers médicaments tels que le sublimé, le nitrate d'argent, l'acide borique, l'ichtyol, l'acide phénique, et bien d'autres substances.

On finit généralement par trouver le médicament convenable ; mais, comme l'on dit, c'est au petit bonheur, et parfois le petit bonheur même nous fait défaut. C'est ainsi que j'ai soigné un jeune homme malade depuis plusieurs années, auquel toutes les injections ne firent qu'augmenter l'écoulement. Il se maria et j'opérai deux ans plus tard sa femme d'une salpyngite.

Quant aux injections abortives elles peuvent aussi réussir quelquefois, mais elles échouent souvent. Le fait suivant est intéressant à cet égard : un de mes amis, qui est en même temps un de nos confrères, eut la chaude-pisse pendant une absence de sa femme. Celle-ci allait revenir lorsque les premiers symptômes apparurent. Il vint me trouver, désolé, me priant de couper court à son écoulement. J'essayai le nitrate d'argent qui le guérit si bien qu'il était en état, au bout de trois ou quatre jours, de recevoir sa femme très convenablement.

Je dois dire qu'un autre malade que je vis dans des conditions analogues fut guéri par une simple injection de cocaïne. Je lui avais injecté cette substance pour qu'il ne souffrît pas trop du lavage au nitrate d'argent et il trouva que la cocaïne lui avait fait si mal qu'il ne voulut pas pousser plus loin l'expérience ce jour-là. Quand je le revis, il était guéri et je ne m'étais pas trompé de bouteille. Là encore on peut faire avorter la chaude-pisse tantôt avec un médicament, tantôt avec un autre : histoire de chance et de tâtonnement.

Je considère donc que la blennorrhagie est curable par une série de substances antiseptiques qui, par malheur, n'ont de puissance chacune que sur certains individus à l'exclusion de tous les autres.

M. Gaudin. — Les discussions médicales n'aboutissent jamais à aucune conclusion ferme et au profit de l'auditeur, parce que tout en causant du même sujet, les médecins se placent à des points de vue différents. Suivant les idées en cours dans la Science, on voit deux camps se former : d'une part les savants qui sont surtout microbistes à notre époque actuelle, d'autre part les éternels cliniciens depuis Hippocrate.

Les microbistes voient surtout la maladie et son étiologie, les cliniciens parlent surtout des malades, de symptomatologie et de traitement. Les uns et les autres revendiquent toute la médecine pour eux et la vérité, c'est-à-dire le bienfait que l'humanité peut en retirer, est au milieu des deux. Personne ne nie le microbe, ni sa contagiosité, mais le malade, c'est-à-dire le terrain d'élection, c'est aussi important à considérer.

Notre organisme n'est pas une simple plaque de gélose ayant 37°5 de température toujours favorable à tous les microbes, et d'autre part tous les microbes en tant que cellules vivantes ne sont pas toujours propres à se reproduire partout. Bien plus, on admet qu'ils se transforment en assez peu de temps.

Donc vouloir tirer une thérapeutique absolue et toujours la même en ne parlant que du microbe toujours identique à lui-même, c'est-à-dire spécifique, est une conclusion fausse ou tout au moins trop prétentieuse. En thérapeutique, il n'y a que tâtonnements habiles et empirisme raisonné et raisonnable pour réussir.

A toute injection titrée j'opposerai l'aphorisme suivant : « Ce qui fait mal fait mal c'est-à-dire qu'une injection uréthrale qui fait mal fait toujours du mal et que le malade n'en retirera aucun bénéfice ».

Le traitement antiphlogistique de la blennorrhagie, traitement des cliniciens, doit être joint à celui des microbistes qui est purement antiseptique.

Il n'existe, en effet, aucun spécifique infaillible de la blennorrhagie (Isch-Wall), pour la bonne raison que chaque malade a sa blennorrhagie à lui propre, étant donné les variations individuelles et incessantes d'hérédité, antécédents, milieux, régime, etc., et que sans admettre ces données on ne saurait comprendre l'immunité qui cependant n'est niée de personne et qui est en opposition flagrante avec la spécificité.

M. Guiard. — M. Gaudin vient de dire : « Ce qui fait mal fait mal » ; en d'autres termes, les médicaments qui causent une douleur au malade exercent une influence fâcheuse sur la maladie. Je suis loin de partager cette opinion. J'ai soigné, il y a 10 ans, un jeune médecin qui traînait depuis 18 mois une goutte militaire. Je lui fis une instillation argentique. La douleur qu'il en éprouva fut si vive qu'en revenant me voir, 3 jours après, il me priait instamment de ne pas en refaire d'autre. Il résista, malgré toutes les bonnes raisons que je pus lui donner. Trois semaines plus tard, il revenait m'annoncer joyeusement que l'unique instillation que je lui avais faite l'avait radicalement guéri.

Considérons, d'autre part, ce qui a lieu couramment dans la cystite blennorrhagique suraiguë. Nous voyons des malades qui urinent toutes les demi-heures, tous les quarts d'heure, qui rendent du sang pur à la fin des mictions, qui éprouvent à ce moment une douleur extrêmement vive se prolongeant plus ou moins longtemps après l'émission des dernières gouttes. Ne semble-t-il pas cruel de traiter ces vessies par des solutions nitratées fortes ? N'est-ce pas le cas où jamais de redouter avec M. Gaudin les médicaments qui font mal ? Et pourtant, c'est précisément dans ces circonstances que les instillations nitratées au 1/50, en vessie vide, font merveille et transforment souvent du tout au tout, en moins de 24 heures, la situation des malades. Il est donc absolument faux, en pathologie urinaire comme ailleurs du reste, de dire que les traitements doivent toujours être mesurés à la sensibilité des malades.

En ce qui concerne, le terrain, auquel M. Gaudin veut qu'on fasse une part importante, il ne faudrait pas croire que la question ait été négligée jusqu'à présent. Il y a longtemps que l'école de Necker a mis en relief, ainsi qu'on peut s'en convaincre en consultant l'excellente thèse de notre ami Jamin, l'influence des diathèses, de la scrofule, du rhumatisme et de la tuberculose, en particulier, sur les propagations de la blennorrhagie, sa durée et sa résistance aux traitements. Mais nous n'en savons pas davantage. Nous ne pouvons apprécier en aucune façon si le terrain que représente pour le gonocoque tel ou tel canal indique tel ou tel médicament. Envisagée à ce point de vue, la question reste très nébuleuse.

Quant à l'immunité vis-à-vis de la blennorrhagie que présenteraient certains canaux et qu'il faudrait opposer à l'extrême susceptibilité de certains autres, ce n'est pas par la qualité du terrain que je suis surtout porté à l'expliquer. J'attribue cela bien plutôt au hasard qui fait que dans un coït avec une femme presque guérie, il y a ou non des gono-coques venant se mettre à portée du méat. Je fais encore jouer un rôle important à certaines dispositions physiques du méat qui lui permettent de s'entr'ouvrir plus ou moins largement pendant le coït. Et la preuve, c'est qu'un jour ou l'autre ces prétendus invulnérables finis-sent presque toujours par payer aussi leur tribut à la maladie.

M. Isch-Wall nous a fait un tableau plaisant de sa manière de traiter les blennorrhagies. En somme, il joue au bilboquet en employant au petit bonheur toute une série de médicaments les uns après les autres.

Je remarque d'ailleurs qu'il ne paraît avoir accordé sa confiance à aucun. Cela ne me surprend pas, car si j'ai une conviction bien arrêtée, c'est que ce n'est pas avec un médicament, si bon qu'il soit, qu'on doit traiter la chaude-pisse, mais avec une médication, c'est-à-dire une méthode. Et si quelque chose m'étonne, dans les faits très intéressants d'ailleurs que nous a rapportés M. Isch-Wall, c'est qu'il ait pu dans quel-ques cas, même rares, obtenir de si belles cures.

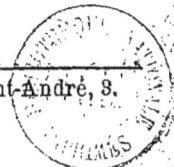

Clermont (Oise). — Imprimerie Daix frères, place Saint-André, 3.

www.ingramcontent.com/pod-product-compliance
Lightning Source LLC
Chambersburg PA
CBHW070820210326

41520CB00011B/2039